知的生きかた文庫

腸が変われば病気にならない！

白澤卓二

三笠書房

はじめに

健康で長生きを実現する一番の近道は「病気を予防する」だった！

私たちはなぜ病気になるのでしょうか？

同じような生活をしている人でも、病気になる人とならない人がいるのはどうしてなのでしょう。同じものを食べても平気な人と、具合が悪くなる人の差は、どのようなことなのでしょうか。

その疑問に対する答えは、本書で解き明かしている「腸内フローラ」の環境にあります。

日本は世界一の長寿国です。２０２３年5月に世界保健機関（ＷＨＯ）が発表した世界保健統計によると、**世界一の長寿国は前年同様日本で、男女の平均寿命は84・3歳で1位でした。**

しかし、残念ながらそれは日本人が健康だからではありません。日本の医療制度、技術が長寿を可能にしているともいえるからです。

そしてなぜ残念かというと、百寿者、つまり**100歳以上に達した人たちの80%が、寝たきり**であるといった悲しい事実があるからです。

私はこれまで、人の「寿命」をコントロールしている遺伝子や「アルツハイマー病」の研究など「抗加齢制御医学（アンチエイジング）」の研究を20年以上続けてきました。そしてその研究に関する数々の著作物も多数、世に送り出しています。

もちろん長生きをしていらっしゃる方にお会いして、さまざまな調査をさせていただく機会も数多くありました。

健康状態はもとより、認知能力、運動能力、ホルモン検査などをもとに、**どうすれば寝たきりにならず、ボケずに若々しく生きられるのか**、そして、それを実現するには毎日をどう生きればいいのか。

まさに私の研究テーマを掘り下げる努力を続けてきました。

そして、その答えは**「病気を予防する！」**。

それに尽きます。

本書では、「腸内フローラ」の神秘的な働きや、腸内細菌とうまく付き合い活躍させる方法、病気を予防してさまざまな体の不調から逃れる効果的な習慣を、できるだけわかりやすく解説しています。

それが、健康で長生きを実践する唯一の道といっても過言ではないからです。

腸内フローラの恩恵をすべて受けてください

本書は、まず第1章で、腸内フローラの神秘的な働きやこれまで世間でいわれている腸内フローラの基本的な知識を解説しています。第2章では、腸内フローラの驚くべき力を明かし、第3章では、腸内フローラを最大限活躍させるための生活習慣を解説しています。

医学は日々、進歩しています。これまでいいと思って実践していたことが、最新の研究では間違いだとわかったこともあります。本当に身体にとって有意義な生活習慣をぜひ本書で理解していただき、みなさまが寝たきりにならず、ボケず、心身ともに健康長寿でありますよう願っております。

白澤 卓二

目次

第2章

病気を防ぐ！　腸内フローラの力

——免疫力のほとんどを腸が担っていた！

第3章 腸内フローラを味方に変える新・食習慣

――毒を出す食、溜める食

第4章

腸と脳はヒソヒソと会話している

――冴えた頭の人は、腸を元気にしてさらに冴える！

本文イラスト海山幸

第1章

腸内フローラであなたも人生も変わる！

――こんなに健康になっていいかしら!?

01 寿命や脳の若さも決まる。すぐできる！　あなたの腸内環境チェック

●いくつ当てはまるかチェックしてみよう！

本書で腸内フローラのことを詳しく知る前に、今のあなたの腸内環境がどのようになっているかを探ってみましょう。

以下の項目で思い当たるものがあればチェックしてみてください。

腸内環境チェックリスト

- □米やパン、麺類など炭水化物の割合が食事の50％を超える
- □肉や卵など、タンパク質が好き。野菜はあまり食べない
- □ジュースや炭水化物、甘いスイーツが好き
- □子どもの頃、耳や喉《のど》の感染症にかかりやすかった
- □抗生物質は2～3年に1度以上服用する
- □胸焼け、逆流性食道炎などの薬を飲んでいる

□食べ物にアレルギーがある
□自己免疫疾患と診断されたことがある
□2型糖尿病にかかっている
□自分は帝王切開で生まれた
□母乳ではなく、ほとんど粉ミルクで育った
□9kg以上、標準体重を上回っている
□よく気分が落ち込む
□現在、便がゆるい、または便秘をしている
□量は少ないが、おならが臭い

体調不良、アレルギーなどのトラブルの原因にも腸内環境がある

さて、いかがでしたか?

当てはまる項目が3つ以上、そして多ければ多いほど、あなたの腸内環境はダメージを受けている可能性が高いといえます。不定愁訴をはじめ、さまざまな病気は

もとより、脳に関係するトラブルもリスクが高まっているかもしれません。そのような場合には、本書の3章で説明しているように生活習慣を見直し、腸内環境を改善するように心掛けましょう。

また、**毎日、ご自身の便の大きさ、色なども観察する**ようにしてください。

便が極端に黒ずんでいたり、軟らかすぎたり、硬すぎたりしている場合は、腸内環境が乱れている証拠です。そのような場合は、規則正しい生活と腸内環境によい食生活を心がけましょう。

腸内環境が整えば、**毎朝同じくらいの時間に200~300gの黄土色のバナナのような便が排出されるはず**です。

「すべての病気は腸から始まる」

これは、**現代医療の父であるヒポクラテス**が残した言葉です。

あなたの健康を左右する腸内細菌を整え、まるで腸内細菌が野生のお花畑(フローラ)のように、多様な種類を育み、機能性のいい菌が増えるように心がける「菌育」が、健康長寿へのはじめの一歩です。

02 「薬よりも効く可能性がある」と世界中の医師たちが注目する腸内フローラとは?

●腸内細菌には、現代医学を凌駕する力がある!

現代医学はその発達により、天然痘、赤痢、コレラなどが死因となる心配は、ほぼなくなったといえるでしょう。そして、エイズ、数種のがん、心臓病などの死亡率も大きく低下させました。

しかし、自閉症、ADHD(注意欠陥・多動性障害)、うつ病、パーキンソン病、アルツハイマー病など、脳の病気や神経を蝕む病気の治療治癒に対しては、医学の進歩は遅々としているといわざるを得ません。

そこで今、世界的に注目を浴びているのがこの**腸内フローラの力**です。

腸内フローラは、その状態によっては体の免疫作用を強化し、さまざまな体の不調やがんをはじめとする病気の予防、治癒を担うことがわかっています。

さらに、**精神的な不調や脳の病気までも未然に防ぎ、治癒改善をも可能にするこ**

とも最新鋭の科学で解明されつつあります。

元気な腸には、多種多様の細菌が、まるで花畑のように！

人間の腸内には100兆〜1000兆もの細菌が棲《す》んでおり、食物を餌に共生と競合の生活を送っています。その状態は、まるで指紋のように一人ひとり唯一無二の生態系を持ち、私たちの個性の一端をも担っている可能性があります。

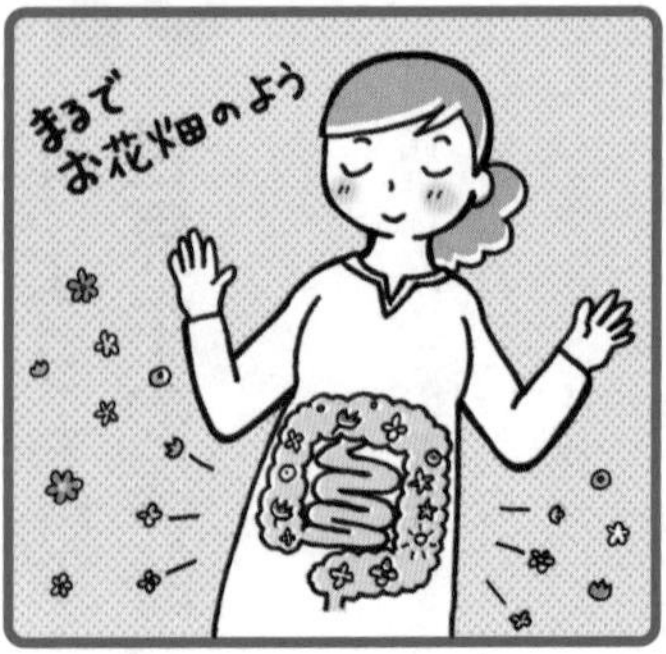

フローラとは英語で花畑のこと。腸内細菌が腸壁で種類ごとにコロニーを形成して棲みついている様子が花畑に似ていることから、「腸内フローラ」と呼ばれるようになりました。**腸内フローラの状態を常に整え、上手に育てていくことが私たちの健康につながります。**あらゆる病気から身を守り、健康長寿を実現することが可能になると大いに期待されています。

03 幸せホルモンもビタミンも腸内細菌が作りだすって本当?

●こんなにすごい! 腸内フローラの影響力

腸内フローラが活性化すると、どのような変化が私たちの体に起こるのでしょうか? まず、免疫力がアップします。そして、がんや心筋梗塞、糖尿病などの原因ともいわれる活性酸素の害を抑制します。すると病気を未然に防ぎ、いつまでも若々しい体を維持することが可能になります。

腸内フローラが健やかであれば、病原菌や有害物質を体外に排除、排出する能力が高まります。

また、幸せホルモンといわれるセロトニンやドーパミンを生成し、ストレスも軽減させます。

それ以外にも、体内で必要な各種ビタミンを作りだすなど、私たちが健康で長生きするには、腸内フローラの健康が欠かせないのです。

腸内細菌たちの強固なチームワーク

腸内フローラがとてもいい状態であれば、多くの細菌たちは切磋琢磨しながらも強固なチームワークで私たちの健康を守ろうとしてくれるはずです。

では、こんなにすごい腸内フローラを健やかに美しく保つにはどうしたらいいのでしょうか。

それには、**腸内細菌たちが喜ぶ餌となるものを、日々の食事で十分に摂取することが大切です。たまに、ではダメです。**毎日コツコツ気を配ることが大切なのです。

腸内細菌たちの好きな餌を与えることが第一

腸内フローラの能力を発揮させるには、腸内の細菌が減少したり、次項で説明する菌のバランスが悪くなったりしないような食物を腸内細菌に与えることが第一です。たとえば、**食物繊維の多い野菜や豆類を多く摂り、動物性脂肪や人工的な合成食品などはなるべく避けるようにしたいですね。**

腸内フローラが咲き乱れると起こる「いいこと」！

免疫力が上がる

免疫細胞の約70％が腸で作られているので腸内環境を整えれば免疫力があがる。

病原菌、有害物質を排出する

口や鼻から侵入した病原菌や有害物質を下痢や嘔吐などの防衛反応手段で体外へ排出する。

病気を予防する

ウイルスの侵入を防ぎ、インフルエンザ、風邪、麻疹などを予防。さらに、糖尿病、肥満など生活習慣病、がん、心筋梗塞、脳卒中も予防する。

幸せホルモンを作る

幸せホルモンと呼ばれるセロトニンを生成。ストレス、うつ病などを予防する。

ビタミンを合成する

健康に不可欠なビタミンB群、動脈硬化、骨粗しょう症を予防するビタミンKを作る。

04 免疫細胞たちに指令を出すリーダーは誰？

●腸は命や健康を守る最後の砦

私たちの健康を害する病原菌やウイルス、有害物質の多くは、呼吸や飲食によって口から食道を通って体内に侵入します。

その際、唾液の殺菌力や、胃の消化液による死滅を逃れ、腸にまでたどり着いた病原菌やウイルス、有害物質がすべて体内に吸収されてしまえば、私たちは健康でいられるはずがありません。

皮膚を除けば、**腸は未知の物質や生物と接触する機会が最も多い臓器**なのです。だからこそ腸は、そうした有害物質が体内に侵入することがないように免疫系の物質を駆使しながら、私たちの健康を守るために常に働いています。

腸は、口や胃を突破した有害物質から私たちの命を守る、最後の砦《とりで》ともいうべき存在なのです。

腸の中には免疫細胞の約80%がある！

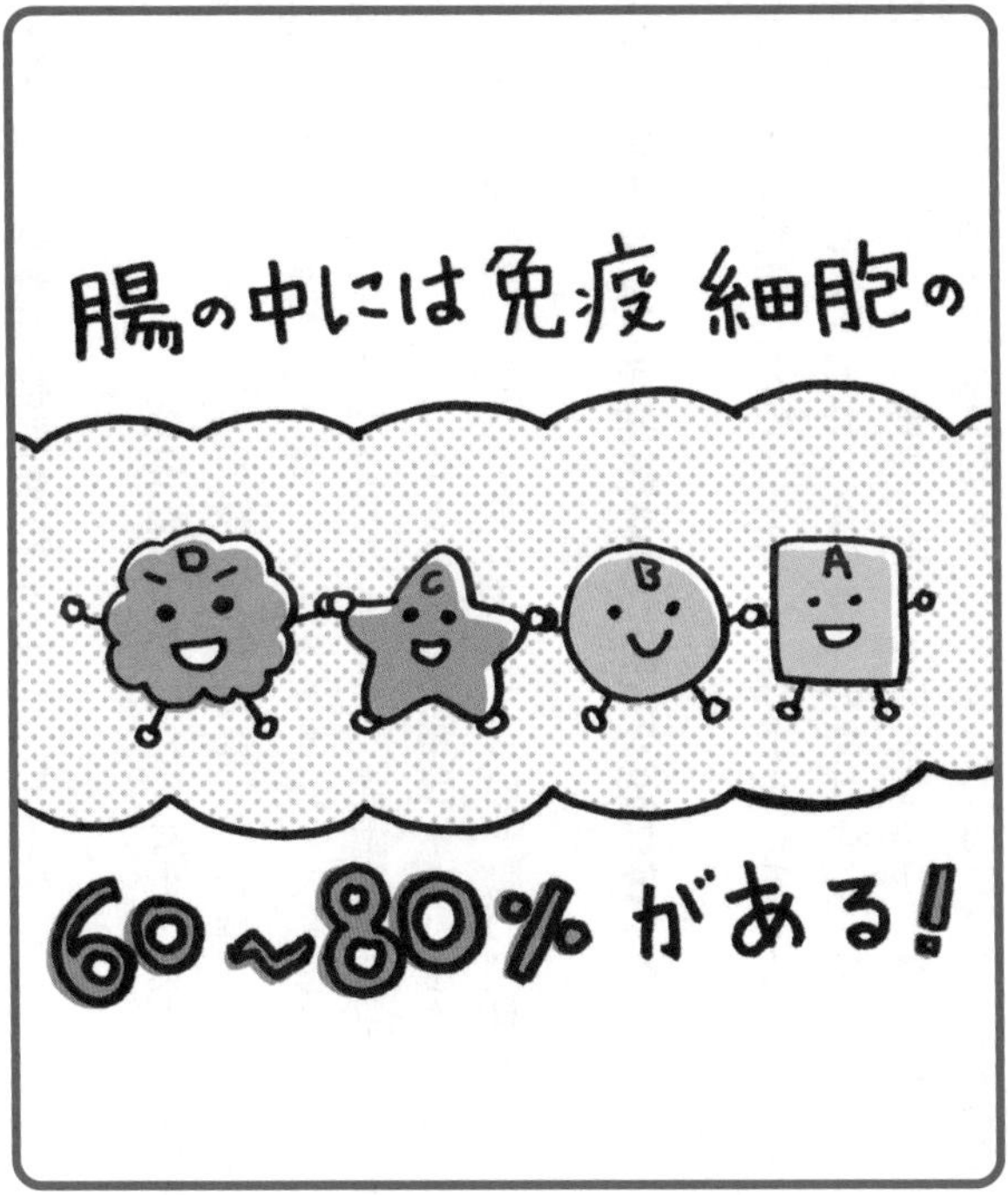

腸のほかには、眼、鼻、口、喉、気管支などに分布している。

個性あふれる多種多様な免疫をコントロール

腸という名の城塞《じょうさい》には、**免疫細胞**と呼ばれる兵士が集中して待機しています。これらは「腸管関連リンパ組織」と呼ばれ、その個性豊かな兵士、つまり免疫細胞の集団は、体内の免疫力全体の60～80％を占めています。

腸の優れている点は、まだまだあります。兵士である免疫力たちが、腸内で思う存分に働けるようにビタミンなどの栄養素や酵素などを作りだすのも腸の仕事ですし、個性豊かな免疫細胞をコントロールするのも腸の役目です。

腸がリーダーシップを発揮するために必要なこと

腸が数々の免疫細胞たちの何をコントロールしているのでしょうか？　それは、どんな侵入物に対しても同じように戦うのではなく、免疫細胞が暴走を起こさないように闘う指示を送っています。腸はすばらしいリーダーシップを持ち合わせているのです。ただし腸が正常に働くためには、腸内フローラを整える必要があります。

05 腸は「第2の脳」というのは間違い!? 本当は、脳よりすごいかも！

●緊張するとおなかが痛くなるのはなぜ？

緊張や不安、恐怖を感じると胃が痛くなることは誰にでもあることですね。

たとえば、結婚式のスピーチや大きなプレゼンテーションの前日のほか、もしかしたら日々の仕事中にもあるかもしれませんね。

考えただけでおなかがキュッと痛くなり、トイレに駆け込むようなことが起こるのは、**「腸」と「脳」が自律神経を通じて双方向に影響を与え合う関係**にあるからです。それらはすでに解明されつつあります。

「第2の脳」である腸のほうが立場は強い!?

腸内の神経細胞は無数にあります。世界中の多くの研究者たちは、その全体を

「第2の脳」と呼んでいるほどです。

この第2の脳は、免疫細胞やホルモンをコントロールすることに加え、幸せホルモンと呼ばれるセロトニンの80～90％を生成しています。**今まで本家だと思われていた脳よりも多く生成していることがわかったのです。**

このことから、うつ病の治療にも使われている抗うつ剤（セロトニン合成を高める）よりも、腸内に直接影響を及ぼす**食生活の改善**のほうが効果的であるともいわれています。

さらに、最近の研究では、第2の脳が本家の脳とは関係なく、腸のぜん動運動などをコントロールして排泄を促すなど、独立して多くのことを指揮管理していることもわかってきています。

昔の日本人は、知っていた？

腸のぜん動運動以外に、腸が本家の脳のサポートなしに独立して行っていることのひとつに、「危険を察知する」という能力があります。

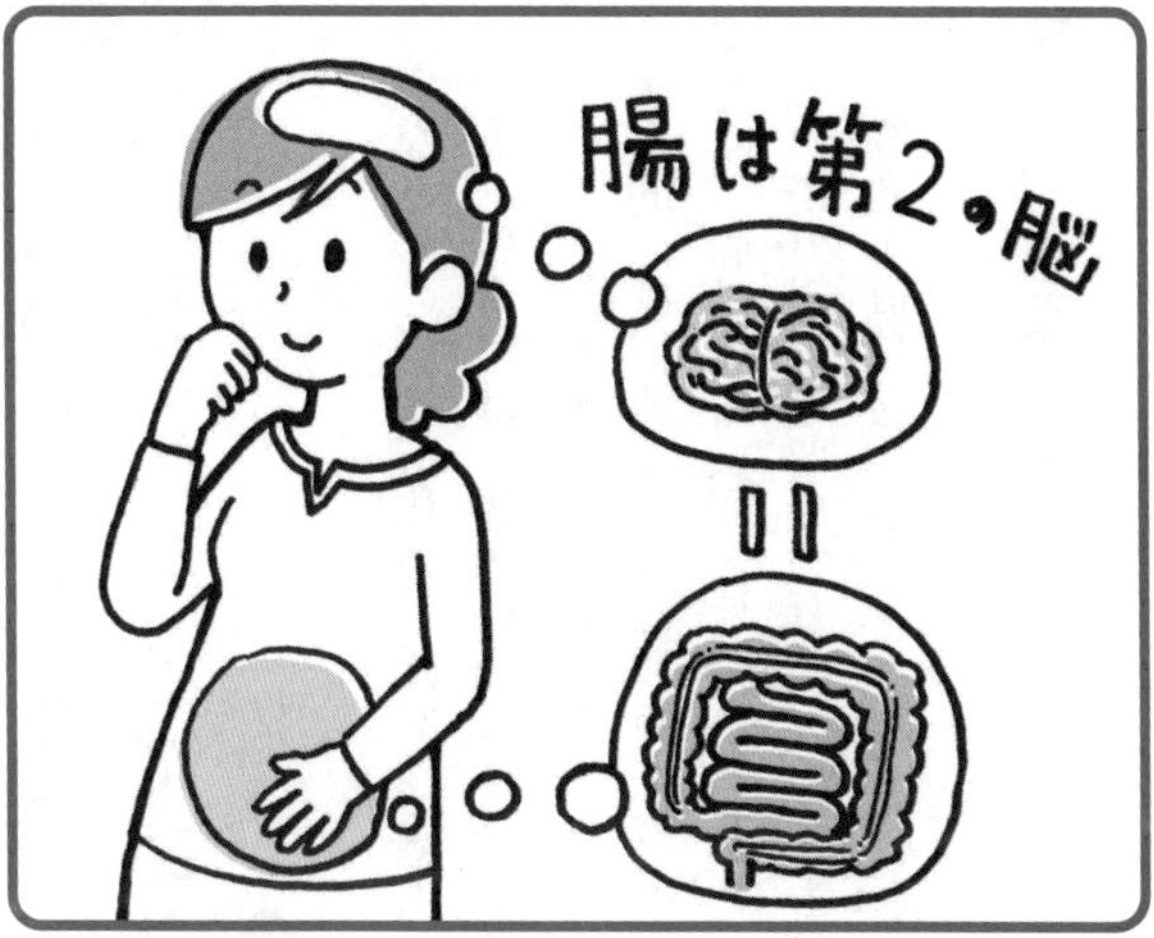

食中毒など、味や匂いでは判断しきれなかったものを腸が発見し、それを下痢や嘔吐で体外に排出したり、体内で無毒化したりするのも、いちいち脳が指令を出すのではなく、**腸が独自の判断で行っていること**です。

ところで、私たちもよく使う言葉に、腹がたつ、腹黒い、腹心《ふくしん》の友、腹を据《す》えるなどがあります。

これを見ると、昔の日本人は、科学技術を持ち合わせていなくても、腹（腸）と頭（脳）がつながっていたことをよく知っていたようですね。

06 体内のようでありながら、体外でもある。腸壁は「チクワ」であり、皮膚の仲間だった！

●腸内は体の内でありながら外でもある？

みなさんの腸は、体の中にあります。

でも、厳密には、**体内にある体外**ともいえるのです。

「？？？」と混乱するのは当然ですね。つまり、こうです。

医学的には、消化器官は、口→食道→胃→十二指腸→小腸→大腸と続く1本の管であり、腸は皮膚表面と地続きにあり、同じ仲間なのです。

皮膚が外界の細菌や物質と直に接するように、腸もまた、外界の細菌や食べ物などの物質と直に接することからも、それはいえます。

腸内で栄養の吸収をする

食べ物は、口から入り、胃で消化されます。ドロドロになったデンプンは分解されて糖となり、タンパク質はアミノ酸などの小さな分子になり、ようやく小腸の絨《じゅう》毛壁《もうへき》を通り抜けて、血管を通じて体内に吸収されます。

さらに、胃や十二指腸などから分泌される自前の消化液で分解できない食物繊維は、活発な腸内細菌らによって分解され、短鎖脂肪酸、ビタミンなどに変換されます。小腸は、それらを体内に吸収し、大腸はさらにそこから水分などを吸収し、それでも残った不要なものを便として排出します。私たちの体は、このようにして生きていくために必要な栄養素を得ているわけです。

腸内フローラの神秘

人間の受精卵は最初の細胞分裂をするときに、細胞層という部分が内部に凹み、細胞を貫通した穴（原腸）ができます。これが消化器官になるわけです。

生物には脳のないものもいますが、腸のないものはいません。腸内フローラの神秘は、このようなところからも窺《うかが》えるのではないでしょうか。

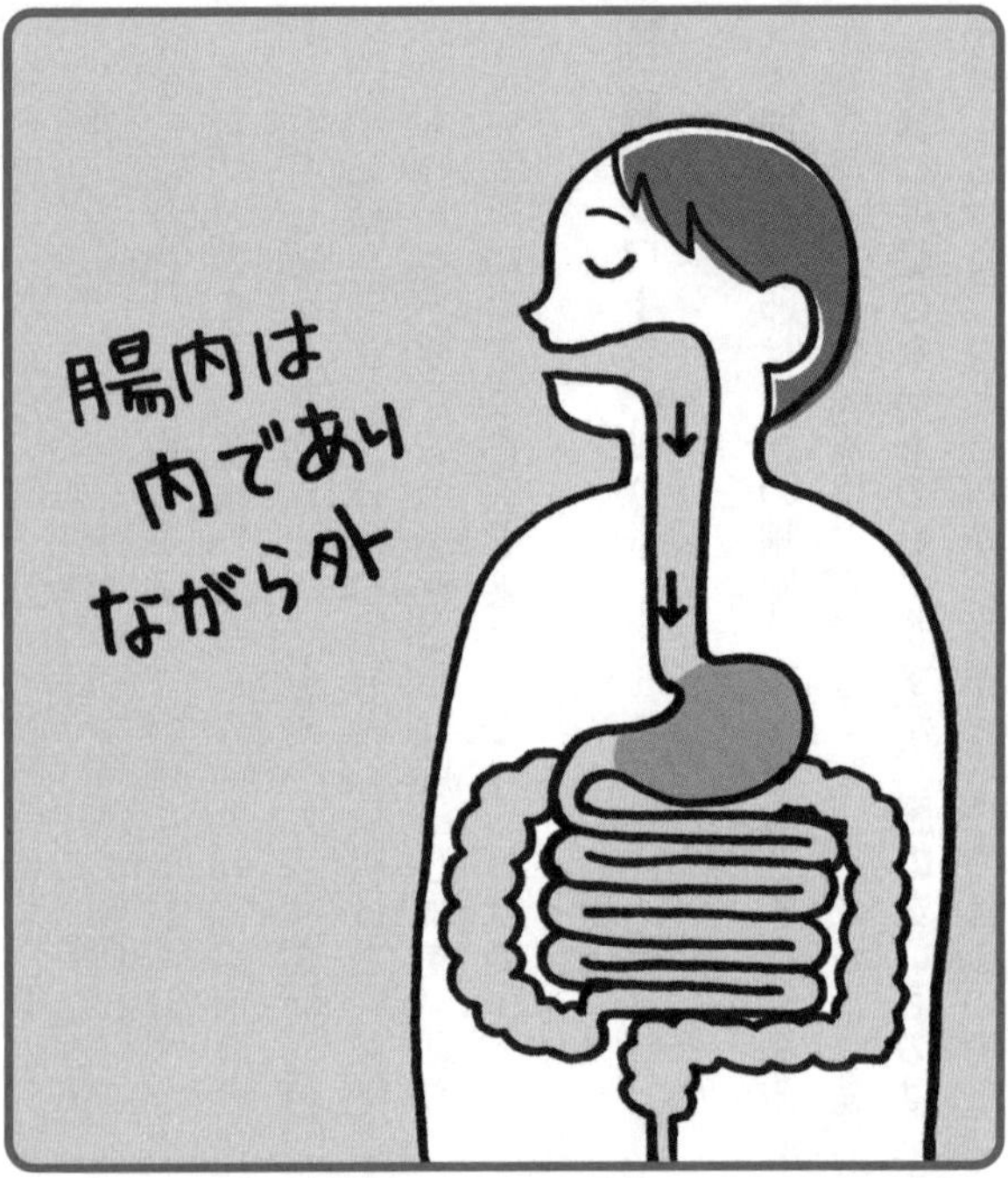

人間の身体は、喩えれば「チクワ」のようなもの。
チクワの中の空洞は、チクワの内側のようだけれども、
チクワの外部でもある。
消化管は、体内にありながら外界と直に接しているという意味で、「内なる外」といえる。

07 大便は健康を知らせる体からの便り。ここを見逃してはいけない！

●腸の表面積はバドミントンコートの約半分

ご存じのとおり、食物は口から食道を通り、胃で消化されやすい状態となり腸に送られます。小腸の長さは約６ｍ。小腸の壁面はたくさんの襞《ひだ》や「絨毛」と呼ばれる細かい突起に覆われています。その表面積は約30㎡で、バドミントンコートの半分ほどの広さがあります。小腸の直径は２～４㎝です。

小腸で栄養素を吸収されたあと、その残りは、長さ１ｍ、直径５～８㎝の大腸に送られ、今度は水分などが吸収されます。そして最終的には、大腸でも吸収されなかった食物のカスと、腸内細菌の一部が便として排泄されます。

日常において腸の健康状態が最もよく表れるのは、こうして排泄された「便」の状態です（36ページ参照）。私たちの便の半分以上は、腸内細菌から成り立っています。そして１ｇの便の中には、約１兆個の細菌が混ざっているともいわれます。

だからこそ、便はただ排泄すればそれでいいと安心するのではなく、毎回、その状態を観察し、変化を見逃さないようチェックすることがとても大切なのです。

便の状態チェック一覧表

□ **臭い**　腸内で発酵した菌によるもの。あまりにも臭い場合は、腸内細菌叢の状態がよくないと判断できます。腸内細菌の餌になる食物繊維や穀物を多く摂取しましょう。

□ **太さ**　腸内で良好な発酵がされていれば太く、そうでなければ細くなります。便の直径は3㎝くらいがベストです。

□ **固さ**　コロコロとして褐色で硬い便は、ストレスを受けた場合に多く見られます。食物繊維が少ない場合もそうなるので、野菜や豆類を多めに摂ってください。また、水分も普段より多く摂るように心がけてください。

□ **下痢**　ゆるい便は、機能性のよい腸内細菌が少なくなっており、腸内環境が悪化している状態です。大腸の粘膜が弱っている場合があるので、冷たいものや辛いものなどの刺激物は避けましょう。ただし水分補給は大事です。白湯か、経口補水液などを摂りましょう。3日以上、下痢が続く場合はすぐに医師に相談しましょう。

08 赤ちゃんが本能でする ハイハイ、ベタベタには、こんなに重要な意味がある

●胎児の腸は、ほぼ無菌

腸内フローラは、人それぞれ、唯一無二の生態系を持っていると先述しました。

私たちの腸内フローラはひとつとして同じ常在菌、細菌環境はありません。**たとえ一卵性双生児であっても、似通ってはいても、違うものなのです。**

ただ、面白いことに、衣食住の環境がほとんど同じである夫婦や家族は、その腸内細菌の構成が似ているという報告が多くあります。このことからも、何を食べるのか、どれだけストレスを受けているのかといった**「生活環境」が、腸内細菌に大きな影響を与える**ことが推測できるでしょう。

では、その一人ひとり違う腸内フローラの個性は、いつ頃確立されるのでしょう?

赤ちゃんが母親のおなか（子宮）の中にいるとき、赤ちゃんの腸は、ほぼ無菌状

態の環境下にあります。やがて誕生を迎えるときに母親の産道を通りますが、そのときに初めて母親の産道内にいる菌たちの洗礼を受け、それが赤ちゃんの体内に入り、腸に送られます。想像したくないかもしれませんが、母親の糞便なども新生児の健康を守る腸内フローラの環境整備に必要なものだと考えられています。

ヒトの場合、1歳までに腸内細菌のベースが決まるといわれています。

ハイハイや、なんでもペロが独自の腸内環境を作る

その後、ほかの家族とのふれあいや、床でのハイハイ、公園でのどろんこ遊び、ペットとのふれあいなどを通じて、さまざまな細菌を体内に取り込んでいき、独自の腸内環境を作りあげていきます。この過程で、独自の免疫力も作られていきます。

赤ちゃんが手に取るものを片っ端から舐《な》めるのは、いろいろな菌を取り込んで免疫力を高めようとする本能のなせる業《わざ》です。ですからその大切な行為を「汚く不潔なものだ」と決めつけて止めてしまったり、赤ちゃんの周りのものをすべて除菌したりしてしまうのは、親として愚かな行為だといっても過言ではないのです。

抗生物質が腸内環境を破壊する場合もある

赤ちゃんは、ほぼ一生涯にわたって定着し続ける腸内フローラの生態系を、生後1～3歳のうちに構築します。ですからこの時期には、なるべくバラエティーに富んだ細菌に触れるほうがいろいろな菌に対応できるようになって、生涯の健康のためによいと考えられています。

もちろん、大人になってから定着する常在菌もありますが、それは稀なようです。

ところで、この1～3歳までの間に気をつけたいことに「抗生物質の投与」があります。

最近の研究で、その時期に抗生物質を投与すると、その後の成長過程で肥満やぜん息、アレルギーを起こす可能性があるという結果も出ています。免疫力や解毒力の低下など腸内細菌の働きと関係があると思われます。新たな研究結果を見届けたいところです。

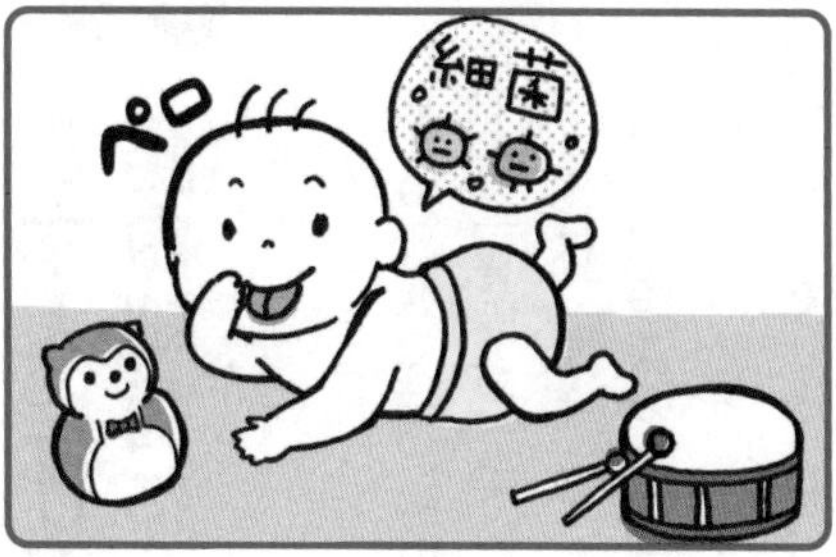

09 日本人だけが持っている特別な菌。腸内細菌にも、土地柄やお国柄がある

●西洋人の多くは、海苔などの海藻を消化できない！

現在の研究では、腸内フローラの環境は「遺伝的なもの」、「生活環境的なもの」に加え、「普段食べている食べ物」に左右されることがわかってきています。

たとえば、西洋人はあまり持っていないのですが、日本人が持っている腸内細菌の一種に、**海藻の食物繊維を分解するもの**がいます。

これは、おそらく縄文時代よりも昔から海産物を多く食してきた日本人の祖先から引き継いでいる、遺伝的な常在菌です。

この研究成果は、フランスの研究チームによる発見です。8世紀にはすでに海藻を食べていた日本人ですが、当時は、海藻を生で食すことが多く、その海藻に住んでいた細菌から取り込んだと考えられるそうです。

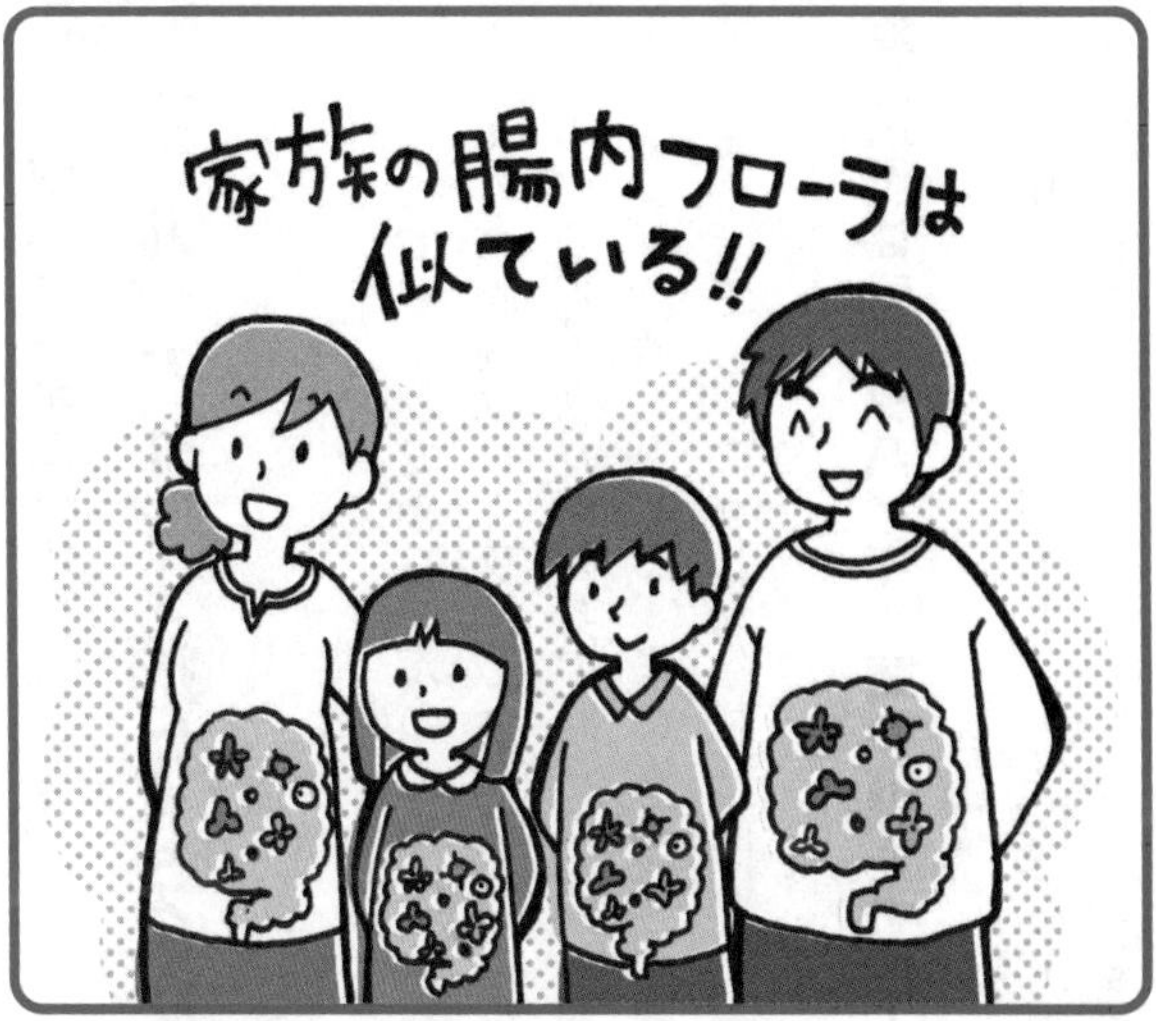

海苔の栄養はこんなに豊富

ちなみに海苔《のり》の栄養素は、海の緑黄色野菜ともいわれるほど豊富にビタミン、ミネラルを含んでいます。私たちが一日に必要なビタミンA、B_1、B_2などは、巻き寿司に使われる海苔を2枚食べるだけで補給できます。

とくに、目の健康に欠かせなく、美肌、がん予防が期待されるビタミンAが、海苔には豊富に含まれており、海苔1枚で卵1個分を摂取できるといわれます。

海藻をたっぷり食べて、日本人特有の細菌の力を享受しましょう。

10 除菌しすぎるとアルツハイマー病になるかもしれない

●除菌、抗菌生活は本当に必要か？

本章の37ページで赤ちゃんのハイハイの理由を解説しました。非衛生的な環境は、赤ちゃんの腸内フローラにとってはとくに価値のあるものなのです。

でも、最近の私たちの身の回りには、除菌、抗菌グッズがあふれ、外食産業では、キッチンや食器、ふきん、まな板を使うたびに消毒するのが当たり前のことになっています。でも、こうした除菌習慣は、本当に必要なのでしょうか？

清潔はアルツハイマー病の罹患率を上げるリスクがある

アメリカ・スタンフォード大学医学部の調査では、過度に衛生的な状況に起因する細菌の損失によって、現代人、とくに西洋人の腸内フローラは、細菌の種類や多

ライフスタイルによって変化する腸内フローラ

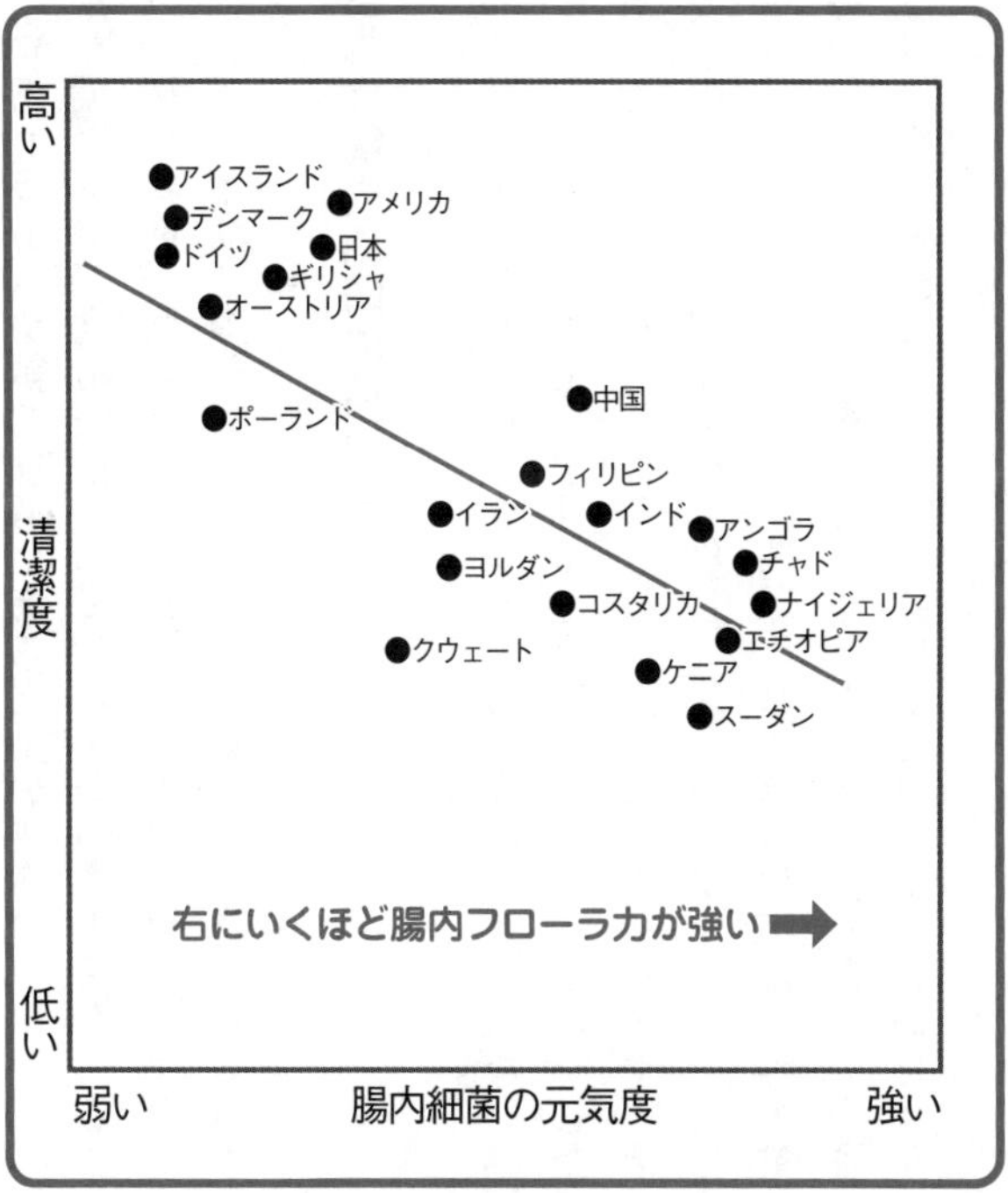

様性に欠けているバランス失調の状態にあるといいます。

また、清潔な環境下で、食物繊維をあまり含まない食生活をすることを好む豊かな先進国では、衛生状態が低い水準の国々に比べてアルツハイマー病の発症率が高いという報告も、イギリスのケンブリッジ大学によってなされています。

落ちた食物は腸内細菌にいい？

もちろん、インフルエンザなど、かかったら重症になりかねない感冒が流行しているときには、それらの原因菌を避けるために手洗い、うがいをしたほうが健康維持の効果はあるでしょう。しかし、そうした除菌は、ウイルスや細菌のほかに、健康維持に必要な皮膚や喉の常在菌をも殺してしまいます。

そうしたデメリットを考えますと、**清潔にしすぎる生活は、腸の常在菌に対してもよくない環境であることは間違いありません。**床に落ちたものを食べても大丈夫だとはいいませんが、過剰な殺菌、消毒は控えたほうがいいでしょう。

11 腸が健康であれば手ごわい病気も寄せつけない!

●菌も大切なチームの一員。菌は恐ろしいという勘違い

私たちが「細菌」に抱くイメージは、歴史的に見てもあまりいいイメージではありませんね。たとえば、細菌性赤痢、コレラ、ペストなど恐ろしいイメージが先行しています。でも、細菌に負けないように免疫力を高めるためには、細菌の手助けなしでは、なし得ないのです。

私たちの腸内では、みなさんの大嫌いな大腸菌もブドウ球菌も、腸の常在菌チームの一員です。多様性と機能性に富んだ腸内細菌と強固なチームワークを結集することで免疫力を高め、健康を維持し、病気にかかったとしても自然治癒力を発揮して、私たちに、なくてはならないものになっているのです。

2章では、腸内フローラの力がどれほどすごいものなのかを説明していきます。

腸が健康になるとこんな病気の症状が改善する

●ADHD（注意欠陥・多動性障害）
●ぜん息
●自閉症
●アレルギーの過剰反応
●慢性疲労
●気分障害（うつ病、不安障害）
●糖尿病
●肥満
●記憶障害
●慢性の下痢、便秘
●風邪や感染症
●不眠症
●関節炎
●高血圧
●動脈硬化症（アテローム性）
●腸疾患
（過敏性腸症候群、クローン病、セリアック病）
●皮膚のトラブル
●歯のトラブル（口臭、歯周病）
●トゥーレット症候群
●更年期障害
●その他、頭痛、集中力低下、不定愁訴

12 その「毎日の食事」で脳にボケの「毒」が溜まる

●なぜアルツハイマー病が起こるのか?

アルツハイマー病について、少し説明しておきましょう。

誰もが「認知症を引き起こす脳の病気」として理解しているアルツハイマー病ですが、実はその直接的な原因はわかっていません。ただ、脳になんらかの毒物が入ると、それに対抗する物質として、脳内で「アミロイドβ」という物質が分泌されます。そのアミロイドβが脳に溜まると、タウタンパク質と呼ばれる「たんぱく質のゴミ」が発生し、これが神経細胞に障害を引き起こすとされているのです。

要するに、脳に入ってくる毒を除去した結果、生みだされる「ごみ」が、積もり積もって、最後には脳を圧迫してしまうのです。

ならば、そもそものゴミが出ない仕組みを作ればいいのではないか?

では、一体どうして脳に毒物が入ってしまうのでしょう。

悪い食事が、脳に毒を呼び込んでしまう

アルツハイマー病など神経変性疾患の世界的権威、デール・プレデセン博士は、脳に毒物が入る要因を3つ指摘します。

1　炎症（感染・食事または、ほかの原因によるもの）
2　栄養不足（補助的な栄養素、ホルモン、そのほかの脳の栄養の不足）
3　毒素（金属やカビなどの微生物が産生する生物酵素など）

この3つは、多くが**毎日の食事がもたらすもの**。ということは、食事を改善しさえすれば、脳の不調や病気を退けることが可能になるはずなのです。

しかし「食事によって健康になる」ことは、多くの人が知っていながらも、なかなか実践できません。どうしてかといえば、私たちは長年の生活の中で、繰り返して食べるものを習慣化してしまっているからです。

これを修正するには、あきらめずに何度も食べ物を変えるチャレンジを繰り返すしかありません。私も20年以上の歳月をかけ、少しずつ健康長寿の食事習慣を作ってきました。皆さんもそんなふうに、少しずつ改善することが肝要でしょう。

13 明らかにアルツハイマー病に効果! 正しい栄養素の摂取が、正しく脳を機能させる

●イタリアやギリシャの地中海食のすすめ

食事については本書の後半でもさまざま紹介していきますが、アルツハイマー病の予防について、疫学的に有用な手段とされているのが「地中海食」と呼ばれるものです。地中海食とは、イタリアやギリシャなど、主に地中海沿岸の人が食べている食事メニュー。オリーブ油やナッツ、魚、果物などのほか、ヨーグルトやチーズなどの発酵食品が多くなっています。また、ポリフェノールを多く含むワインも、これに含まれます。

被験者に継続的に地中海食を摂取してもらい、そこから得たデータは、明らかにアルツハイマーの病態を低下させ、死亡リスクを軽減させています。私たちも患者さんにアレンジを加えた地中海食を試してもらい、その後、腸内細菌叢を調べたのですが、やはり認知症に特有の細菌叢は変化していました。

これは特別、地中海食に限った話でなく、やはり魚介類と発酵食品の多い日本食でも可能なことだと思いますが、重要なことは**「食事によってアルツハイマーは、十分に予防が可能である」**ということ。それは食事によって作られる腸内環境が、大いに関わっているわけです。

腸内の環境が変われば、脳内の環境も変わる

すでに私たちは患者さんの腸内環境を調査し、軽度の認知症に共通する腸内細菌叢のパターンを明らかにしています。それに対し、どんな食事が「認知症を引き起こしやすい腸内環境」を改善し、「アルツハイマーを予防する腸内環境」にしてくれるかのデータも収集しています。

「アルツハイマー病を予防する食事」の謎が解明されれば、世界中のアンチエイジングにも大きな変化が訪れるでしょう。高価な薬など必要ない。適切な食事をすることで、私たちはいつまでも、思考能力を衰えさせることなく、老後を迎えることができるのです。

14 アルツハイマー病による脳の萎縮が改善! 腸内細菌に新たな可能性

●サイトカインがアルツハイマーを阻止する

アルツハイマー病は進行性の神経変性疾患で、根本的な治療法はまだ確立されていません。ただわかっているのは、脳の記憶を司る「海馬」の萎縮が見られることです。この海馬の萎縮に対し、「サイトカイン」と呼ばれる、細胞から分泌されるタンパク質が有効に働くことがわかってきました。

サイトカインの組み合わせによって海馬が再生し、認知機能の低下を阻止できる。そのサイトカインの生成に、腸内細菌は深く関わっています。

たとえば73歳の主婦のケースです。彼女は言語の理解、感情の制御、時間と場所の見当などは良好でしたが、徐々に進行する記憶機能障害が見られました。そしてMRIを撮ったところ、頭頂葉の大脳皮質の中程度の萎縮と、前頭葉及び側頭葉の大脳皮質の軽度の萎縮が示されました。明らかなアルツハイマーの初期段階に当たる症状です。

そこで私たちは、**患者さんにサイトカインを食事で投与する治療を試みたのですが、2年間で言語記憶能力も空間記憶能力も改善。**MRIの検査では、萎縮していた海馬も部分的に回復していたことが確認されたのです。

このとき彼女の腸内細菌叢も、私たちは検査しています。するとと軽度の認知症患者に見られるエリシペラトクロストリジウムやエッガーテラなどの細菌が検出されず、ビフィズス菌などの相対量が上昇していることが確認されました。

これは特定の腸内細菌が、アルツハイマー病の進行を抑制している可能性を示唆しています。

アルツハイマー病の要因には、遺伝的要因に加え、年齢、頭部外傷、血管疾患、感染症、置かれた環境など、さまざまなものがあります。しかし腸内細菌がこれに関与しているならば、新たな治療の道も拓かれてきたといえるでしょう。

COLUMN

スシ・ファクター——日本人だけが持っている「海藻を消化する腸内細菌」

私たちの腸内フローラは、多くは母親から受け継いだ菌ですが、日本人という大きな地域性グループからも、腸内フローラを受け継いでいることがわかっています。

国によって腸内フローラを構成する菌の特徴は、大きく違います。

興味深いのは、日本人の腸内を解析した結果、「海藻を消化する遺伝子」が見つかったことです。

これは、他の国の人の腸内フローラからは見つからなかったため、別名「スシ・ファクター」と呼ばれています。

たとえば、コアラがタンニンを豊富に含むユーカリを主食にできるのは、腸にロネピネラ菌を住まわせて、タンニンを分解してもらっているからです。

海に囲まれて暮らす日本人の祖先は、海藻を生で食べていました。そうして海藻に棲んでいた細菌から菌を取り込み、いつのまにか海藻消化菌を腸内に迎え入れたのでしょう。

私たちは母親からだけでなく、ご先祖さまからも腸内細菌を受け継いでいることを日本人として忘れないようにしたいですね。

第2章

病気を防ぐ！腸内フローラの力

――免疫力のほとんどを腸が担っていた！

15 アトピー性皮膚炎やぜん息の原因も腸内に。2つのヒント

●腸内フローラがアレルギー症状を抑える

ここ最近の研究では、花粉症やアトピー性皮膚炎、ぜん息などのアレルギー疾患の予防や治療に腸内細菌が深く関わっていることがわかってきています。

アレルギーの不快な症状は、埃や花粉など、もともとさほど有害ではなかった物質に対して、免疫機能が過剰な防衛反応を見せることによって起こるものです。

免疫機能の暴走を止めるのは?

正常な免疫機能とは、2つの免疫細胞で攻撃役の「T細胞」と、それをなだめる「Tレグ細胞」がバランスよく働いている状態のことです。

そして、その免疫機能のバランスを整えるのは、腸内細菌が生みだす「短鎖脂肪

酸」なのです。要するに、腸内細菌が活発に働き、体内に短鎖脂肪酸が正常に産生されれば、T細胞がT細胞を暴走しないようになだめ、アレルギー症状が起こらなくなるというわけです。

もうおわかりでしょうが、逆に腸内細菌のバランスが崩れて、体内の短鎖脂肪酸を産生する菌が少なくなってしまえば、攻撃担当のT細胞が過剰に増えて、本来、体に害のない物質にまで攻撃を始めることでアレルギー症状が出てしまうわけです。

短鎖脂肪酸を産生するには？

まずは、**短鎖脂肪酸を生みだすビフィズス菌などを摂ること、そして、ビフィズス菌のエサとなる食物繊維やオリゴ糖の多い食事を摂ること。**

どちらか片方だけでは弱く、この2つが大切です。これで腸内細菌は、どんどん短鎖脂肪酸を生みだします。そうなれば粘膜の腫れや炎症、じんましんのようなアレルギー症状の改善や予防が見込めるうえに、肥満や糖尿病予防も可能となるわけですから、こんなにいいことはありません。現在、アレルギー症状のある人は、か

免疫機能のブレーキ、Tレグ細胞は腸内細菌が作る

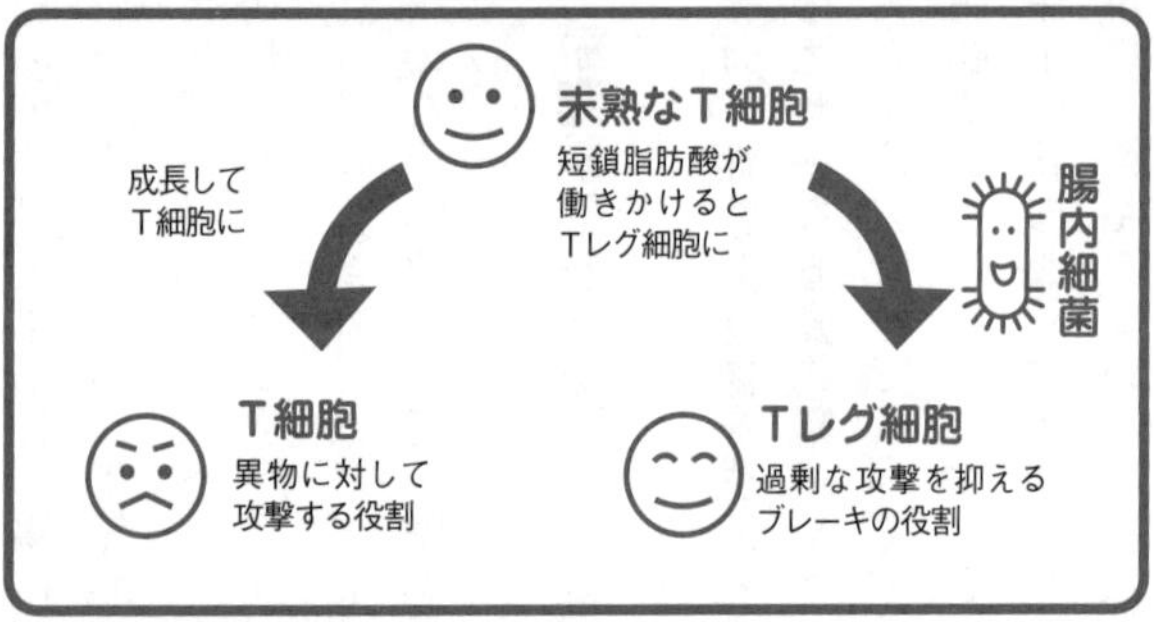

かりつけ医に相談して腸内細菌が短鎖脂肪酸を正常に生みだす環境作りにチャレンジしましょう。

「短鎖脂肪酸」を増やすヒントは、2つあります。

●ビフィズス菌などを摂る

短鎖脂肪酸を産生する腸内細菌そのものを増やすこと。その代表格が乳酸菌とビフィズス菌で、ビフィズス菌は短鎖脂肪酸の中でも〝酢酸〟と〝乳酸〟の2種類を作りだしてくれます。

●食物繊維やレジスタントスターチ、酪酸を摂る

ビフィズス菌などの餌となるのが水溶性食物繊維です。だからこれを含む根菜類やきのこ類、海藻類などを、毎日1品摂るのがおすすめ。穀類やイモ類が冷えると作られるレジスタントスターチには、水溶性・不溶性の両方の働きがありますので、おにぎりなどを食べるとよいでしょう。

16 粉ミルクと母乳。赤ちゃんにアレルギーが出やすいのはどっち？

●腸内細菌は赤ちゃんの健康を助ける

母親の胎内にいる間、赤ちゃんは無菌状態で育っています。

そして誕生の瞬間、母親の産道を通ることによって、そして次に外界と触れることによって、無数の菌を体に取り入れ、常在菌を増やしていきます。

健康的に成長していくためには、これは非常に大切なことです。

なぜなら、赤ちゃんが口にした食べ物を消化、吸収するためには、腸内細菌のサポートが不可欠だからです。その後も口からたくさんの細菌を取り込み、赤ちゃんは自分オリジナルの腸内フローラを作っていきます。

そして母乳には、赤ちゃんの免疫機能を高め、腸内フローラの育成に役立ち、将来常在菌になる成分がたくさん含まれています。とくに、ビフィズス菌の餌になる母乳オリゴ糖が多く含まれています。

赤ちゃんの腸内細菌は母乳で活発になる

母乳から栄養を摂っている赤ちゃんの腸内は、ビフィズス菌がほぼ90％を占めています。ビフィズス菌は、体に摂り入れた糖を分解する腸を健全に働かせるなど、さまざまなよい効果を与えてくれます。

ビフィズス菌には、前項で紹介したように短鎖脂肪酸（酢酸）という物質を作りだす作用があります。

この物質はアレルギー症状を抑える働きを持っています。そのため、**母乳で育った赤ちゃんは、アレルギーになりにくい**といった調査報告はあります。

そうはいっても、母乳で育てるのが難しい場合もあるでしょう。そして、それを気に病む必要はありません。

その場合は、赤ちゃんに オリゴ糖を含むミルクを与えるといいでしょう。オリゴ糖にも、母乳オリゴ糖同様にビフィズス菌を増やす効果があるからです。

母乳に含まれる腸内フローラを守る成分

オリゴ糖
ビフィズス菌の餌になり、腸内のビフィズス菌を優位にする。

分泌型IgA
ウイルスや細菌から腸内を防御する。

ラクトペルオキシダーゼ
腸内で悪玉菌の活性化を防ぐ。

ラクトフェリン
腸内で悪玉菌に必要な鉄分を奪う。

リゾチーム
感染症の原因となる細菌の細胞壁を破壊する。

補体成分
白血球などの免疫細胞を活性化する。
カルシウム、リン、マグネシウムなどのミネラル
健康な体を作る。小腸や大腸から吸収される。

消化酵素
母乳に含まれる乳脂肪分の消化吸収を助ける。

17 腸内細菌の大好物「オリゴ糖」を食べて補給しよう！

オリゴ糖は、消化酵素や胃酸などによって分解され、殺菌しにくいため腸まで届きやすいという特徴があります。

小腸で消化される消化性のものと、大腸まで届く難消化性のものがあり、腸内細菌のためには、後者を優先して摂ったほうがいいでしょう。

オリゴ糖の甘味度は砂糖の約60％、カロリーは砂糖の約半分。

大腸内のビフィズス菌の増殖、便秘解消、血糖値の抑制、ミネラル吸収促進、動脈硬化予防などの効果があります。

難消化性のオリゴ糖は、タマネギ、アスパラガス、ニンニク、ゴボウ、バナナ、大豆などに含まれます。

腸まで届く難消化性オリゴ糖の種類

⦿大豆オリゴ糖　大豆に含まれる。

⦿ビートオリゴ糖　テンサイ（サトウダイコン）に含まれる。

⦿乳果オリゴ糖　牛乳の乳糖やサトウキビのショ糖から精製できる。

⦿フラクトオリゴ糖　バナナやタマネギに含まれる。

⦿ガラクトオリゴ糖　乳製品や母乳に含まれる。

⦿キシロオリゴ糖　トウモロコシなどに微量に含まれる。

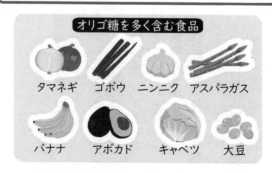

18 話題沸騰の「短鎖脂肪酸」パワーで糖尿病（2型）も防げる

●短鎖脂肪酸は糖尿病予防にも効果あり

糖尿病とは、血糖値を一定に保つインスリンというホルモンの働きが悪くなるために、血液中のブドウ糖という糖が血液中に増えてしまい、血糖値が高くなってしまう病気です。健康な人は食事で糖分を摂ると、一時的に血糖値は上がりますが、すい臓からインスリンが分泌されて下がるために血糖値は一定に保たれます。しかし、糖尿病の人はインスリンが正しく分泌されず、血糖値が下がりません。

腸内細菌は短鎖脂肪酸を生みだしますが、なんとその**短鎖脂肪酸には、糖尿病（2型）を改善する効果がある**のです。短鎖脂肪酸は腸に働きかけて、インクレチンと呼ばれるホルモンを分泌させる効果があります。インクレチンはすい臓に作用して、インスリンを分泌させます。つまり、腸内フローラが活発に働けば、インスリンの分泌も増えて糖尿病が改善するというわけです。

短鎖脂肪酸が糖尿病に効果が表れるまで

1 ［短鎖脂肪酸が腸の細胞を刺激すると、腸でインクレチンが分泌される］

▼

2 ［インクレチンの効果で、すい臓からインスリンが分泌される］

▼

3 ［インスリンが血糖値を下げて、糖尿病が改善される！］

安全な治療法として期待できる

糖尿病は体中の臓器に問題を引き起こしかねない厄介で怖い病気です。突然の失明や足の切断の必要も出てきます。しかも、一度かかると一生、治療が必要です。治療薬の研究も進められてはいますが、新しい治療薬には副作用の問題が常につきまとうものです。

それに比べて、**腸内フローラから糖尿病に働きかける場合は、副作用の心配がありません**。本書の3章を参考にして腸内細菌を育て、活発に働かせましょう。

なお、糖尿病はメタボや肥満と因果関係にあります。自分の体型が気になる人は、144、156ページも参考にしてください。

19 ヨーグルトでうつが治る可能性大！落ち込む前に、パクリと何種か試そう

●心と腸には、親和性がある

近年の研究では、心や気持ちの問題と腸内フローラには深い結び付きがあることが、わかりはじめています。

腸は単に、食べ物の栄養素を吸収するだけの器官ではありません。「腸は第2の脳」と呼ばれるほどたくさんの神経が集まっています。脳と腸の神経は常に信号を送り合っていて、感情は脳だけでなく腸も司っていると考えられています。なんだか気分が浮かないという人は、腸内フローラのバランスが崩れているかもしれません。

腸内細菌でストレスへの耐性が変わる

とある実験によると、腸内細菌をゼロにした無菌状態のマウスは、腸内細菌を持

うつ病になると……

身体に起こること

疲労感	疼痛	睡眠障害	味覚障害	勃起不全
脱力感	便秘	早期覚醒	食欲減退	月経異常
無力感		入眠障害		性欲減退
		熟睡障害		

精神に起こること

気分の抑うつ状態	行動する意欲の低下
集中力の欠如	不安
判断力の低下	焦燥感

つ普通のマウスと比べてストレスに弱く、あまり活発ではなかったという結果が出ています。そして、このマウスにビフィズス菌を与えたところ、ストレスへの耐性が普通まで戻ったのです。ここから人間の場合も、ヨーグルトなどを食べ続けて腸内フローラを改善することで、気分を上向かせることができると考えられます。

厚生労働省が行っている患者調査によると、近年、うつ病を含む気分障害の患者数が急速に増えています。その背景には、うつ病の知識が広まり、気軽に受診する人の数が増えていることはあるでしょう。

しかし、日本人全体の腸内環境が悪化しているから増えている、という見方もあります。心と腸についてはⅠ70ページも参考にしてください。

20 ウイルスの侵入をバッチリ防ぐ！腸が強くなると、確実に免疫力が強くなる

●免疫機能の60〜80％は腸が果たしている

人間の体にはもともと病気を防ぎ、治療する力、すなわち自己免疫力が備わっています。実は、この**免疫力の内、60〜80％は腸が担っています。**

腸は外部から摂り入れた食べ物の栄養素を体の中に吸収する器官です。同じように外部から入り込んだ病原体も、腸から体の各部に侵入しようとするので、それを防ぐために、腸には免疫機能が集まっているのです。

健康な腸壁の内側は、粘液で保護されています。この粘液は栄養素を摂り込みますが、大きな病原菌などは通しません。しかし、腸壁の健康が損なわれてしまうと保護機能が十分に働かず、本来なら入り込まない病原菌や異物が体内へ侵入してしまいます。

また、細菌やウイルス、がん細胞などを攻撃する抗体は、腸のすぐ近くで作られ

ています。だからさまざまな病気を予防するためには、まず腸の健康を維持することが大切なのです。**「腸の不調は万病の元」**、といっても過言ではないでしょう。

細菌が免疫細胞をサポートする

人間の持つ免疫細胞に、マクロファージという白血球の仲間がいます。これは全身に存在し、外部から入った病原菌などを飲み込んで無力化します。また、劣化した自身の細胞などを処理する清掃屋の役割も果たし、若々しい体作りに欠かせない存在です。自然界に住む細菌の中には、このマクロファージを活性化させる物質を放出するものがいます。たとえば「グラム陰性細菌」の成分になっているＬＰＳという物質は、マクロファージの受容体とくっつき、これを元気にする作用を持っています。そのグラム陰性細菌は地中に普通に存在し、畑で穫れる野菜や海の土壌に育つ海藻を通して私たちの腸内にも根付くことができます。

こういうわけで、**農薬などを極力使用しない豊かな自然で育ち、食物繊維をたっぷり含んだ野菜を摂ると、免疫細胞がパワーアップするのです。**

21 ストレスの原因ホルモンは腸内で生成される

●一部のホルモンは腸内細菌が作っている

腸内細菌は、人間の生命維持に欠かせないさまざまな物質を産出しています。その中には体を正常に働かすための物質である「ホルモン」が含まれています。腸ではとくに、食べ物の消化に関わるホルモンが多く作られています。腸内フローラが正常であれば、これらのホルモンはスムーズに作られます。

おなかの調子が悪く、消化不良を起こしがちな人は、腸内細菌の元気がないのかもしれません。3章を参考に生活習慣を見直すだけで解消される可能性があります。

腸内フローラでストレスの原因ホルモンが減る

腸内フローラの状態と心は、密接につながっています。ストレスを感じると、腎

腸内細菌が関係する主なホルモン

メラトニン　睡眠に関わるホルモン。体内時計を調整し、副交感神経を優位にする。

セロトニン　心と体の安定、気持ちの安らぎに関わるホルモン。腸のぜん動運動にも関わる。

ドーパミン　やる気や快感、運動機能に関わるホルモン。行動を起こした際に分泌される。

男性ホルモン、女性ホルモン、副腎皮質、甲状腺から分泌されるホルモン産生も腸内細菌が関わっている。

臓のそばにある副腎からストレスに反応するホルモンが分泌されます。

このホルモンは危険や脅威が迫っているときに、その問題を解決したり、逃げたりするためのエネルギーを作る作用があります。

しかし、このホルモンが過剰に分泌されてしまうと腸に悪い影響を及ぼします。腸内フローラが乱れ、体の防衛機能が低下してしまうのです。

反対に、ビフィズス菌や腸内細菌の栄養になるものを摂取して腸内フローラを整えてやれば、ストレスホルモンが減少するという研究結果もあります。

若返りホルモンに似た効果を発揮する食材

女性ホルモンは美肌や美髪、女性らしい体作りなど、若々しさを保つ効果があります。それだけでなく、コレステロールを減らして動脈硬化を防ぎ、骨密度を高く保つ働きなどがあります。

そして大豆などに含まれるイソフラボンは、女性ホルモンに似た効果を発揮するとして人気の高い成分です。

一部の腸内細菌は大豆イソフラボンから、より強く女性ホルモンに似た効果を発揮できる**エクオール**という成分を生みだします。

腸内フローラを整えれば、相乗効果でそうしたすばらしい効果を得られるというわけです。

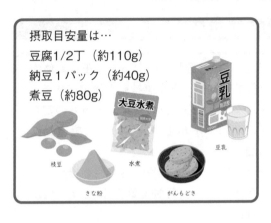

摂取目安量は…
豆腐1/2丁（約110g）
納豆１パック（約40g）
煮豆（約80g）

22 細胞の生まれ変わりに影響するミトコンドリアの運命は誰がにぎっている？

●全身の細胞にエネルギーを供給するのがミトコンドリア

ミトコンドリアは、赤血球以外のすべての細胞の中に存在する小さな細胞小器官。炭水化物を燃料にしてエネルギーを発生させるエンジンのような役割を持っている細胞内構造物です。ですからミトコンドリアの働きが低下すると、細胞の活動が低下します。たとえば、脳の神経細胞内のミトコンドリアが減れば、見たり聞いたり、物事を理解したりすることが難しくなります。心臓の細胞であれば、血液を送れなくなります。筋肉の細胞なら、運動が障害され、疲れやすくなります。

さらに近年の研究で、ミトコンドリアは意外な機能——体内で古い細胞が消滅し、新しい細胞が作られるしくみ——に関わっていることもわかっています。

このように体内で非常に重大な役割を担っているミトコンドリアにも、弱点はあります。それは、体の**炎症反応に弱い**ということ。**アレルギー反応などによって体

に炎症が起こると、ミトコンドリアにとって有害な物質が発生してしまうのです。

　では、その炎症を防ぐには？　そこで活躍するのが腸内細菌です。腸内細菌にはアレルギーなどの炎症を抑える働きがありましたね。腸内フローラが健康的な状態になれば、ミトコンドリアは活発に働くことができるのです。その結果、全身の細胞も元気を維持できるというわけです。

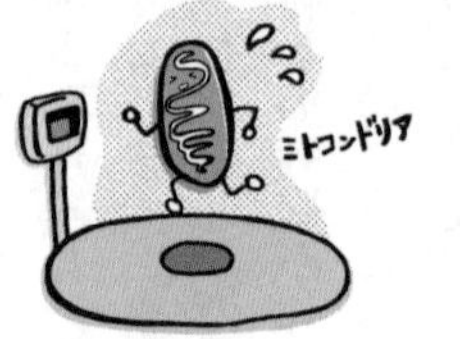

体内の細胞はミトコンドリアが動かしている。

ミトコンドリアが元気爆発になる習慣！

　ミトコンドリアを活性化する、とても簡単な方法をご紹介しましょう。

　それは、お風呂に浸かること！　体を温めると全身の細胞に酸素が行き渡ります。するとミトコンドリアは活発に働き、効率よくエネルギーを生みだせるようになります。実はミトコンドリアは腸にも多く存在します。**日頃からおなかを冷やさないようにして腸のミトコンドリアを保護してあげましょう。**

23

自分自身を攻撃する怖い病気「自己免疫疾患」

●非常に厄介な「自己免疫疾患」も腸内フローラが落ち着かせる

免疫機能は体に入り込む外敵から身を守るしくみですが、ときにそれが暴走してしまうことがあります。それが自己免疫疾患です。

関節リウマチや1型糖尿病など、自己免疫疾患には厄介なものがいくつもあります。症状の表れ方はさまざまですが、いずれも免疫機能が自分自身を攻撃してしまった結果、体に炎症が起こります。

自己免疫疾患についてはまだ不明な点が多く、その治療方法は限られています。

しかし近年、腸内フローラの改善によって自己免疫疾患を治療するという研究が進められています。腸内細菌が活発に働けば、免疫機能にブレーキをかけて暴走を止めてくれることは前述しました。このしくみが、自己免疫疾患にも効果的だと考えられるというのです。

主な自己免疫疾患

発生する部位／病名	
神経・筋	ギラン・バレー症候群／重症筋無力症
消化器	慢性胃炎／自己免疫性肝炎／潰瘍性大腸炎／クローン病
肺	グッドパスチャー症候群
腎臓	急速進行性糸球体腎炎
血液	巨赤芽球性貧血／自己免疫性溶血性貧血
内分泌・代謝	バセドウ病／橋本病／1型糖尿病
皮膚	天疱瘡／膿疱性乾癬
全身	関節リウマチ／全身性エリテマトーデス

大腸の粘膜に潰瘍ができる病気、**潰瘍性大腸炎**は原因不明の難病として、多くの人を苦しめています。

その原因は、腸内フローラのバランスが崩れた結果、免疫機能が腸にはびこった病原菌だけでなく、腸の組織まで攻撃しているからではないかという説があるのです。

自己免疫疾患に悩まされている人は通常の治療に加えて、腸内フローラを改善する生活習慣などに切り替える治療法が注目されています。

24 世界最強の「がんの特効薬」も腸から？ 太るとがんを引き起こす腸内細菌もいる

●腸内細菌とがんの因果関係

がん細胞に対しては、「とても恐ろしいものだ」というイメージを持っている人が多いのではないでしょうか。

しかし、がん細胞そのものは、決して珍しいものでも恐ろしいものでもありません。**誰の体の中でも、毎日のように発生しているのです。**

体内では常に細胞分裂が行われています。そうして毎日生まれる新しい細胞の中には、ときどき複製ミスが起こって、がん細胞が生まれてしまうのです。

がん細胞は免疫細胞によって見つけられ次第、すぐに処理されます。ですから、免疫機能が活発に働いていれば、がん細胞の増殖は抑えられるはずなのです。

72ページで、腸内細菌が大豆イソフラボンから産みだす、エクオールという成分について紹介しました。この成分にはなんと、前立腺がんや乳がんを予防する効果

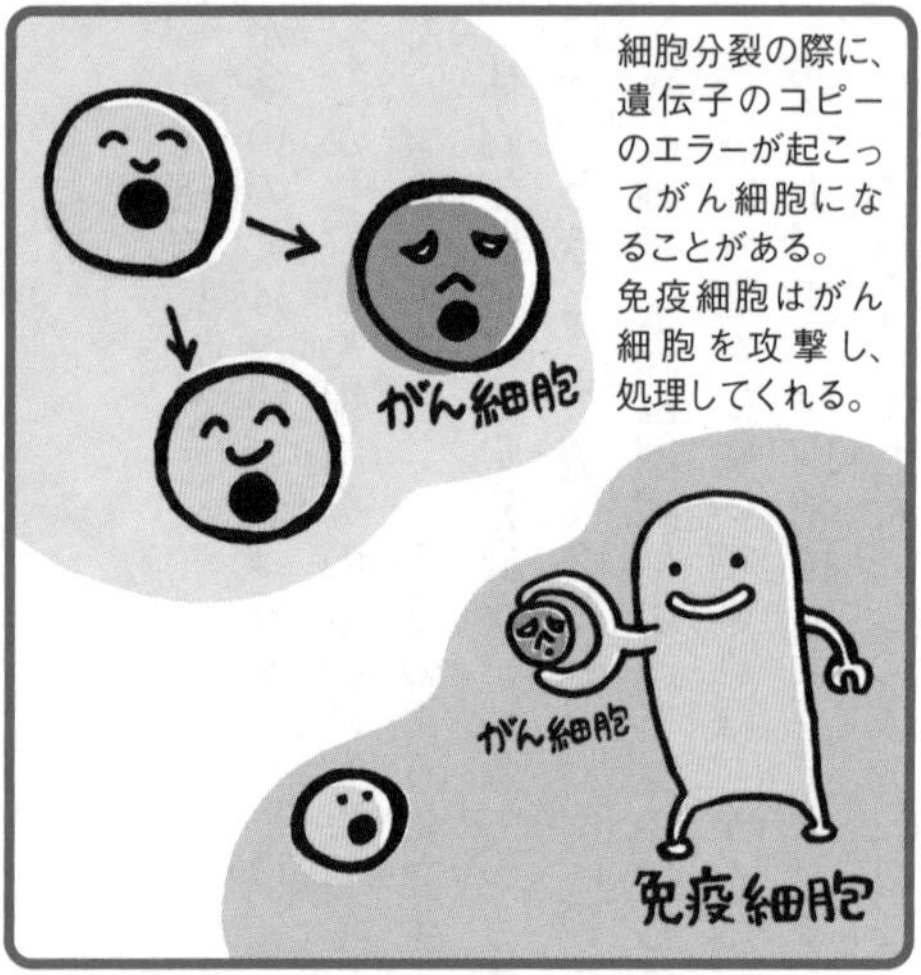
細胞分裂の際に、遺伝子のコピーのエラーが起こってがん細胞になることがある。免疫細胞はがん細胞を攻撃し、処理してくれる。
がん細胞
がん細胞
免疫細胞

が期待されているのです。

良好な腸内フローラを育て、毎日欠かさずに大豆や大豆製品を摂取する習慣を持てば、若々しい肉体を保ち、さらには、がんも予防できるかもしれません。

がんを引き起こす腸内細菌を減らす

がんを引き起こす危険性のある腸内細菌も見つかっています。その菌は肥満の人の腸内を好んで増え、毒性の物質を産出してがんを起こすというのです。

この菌の対策方法ははっきりしています。それはズバリ、肥満にならないこと。食物繊維を多く摂り、機能性の高い腸内細菌を優位にして、がんの原因を遠ざけましょう。

25

いつも明るくハッピーでいられる幸せホルモンも産出される

●幸せホルモンは腸で作られる

幸せホルモンとも呼ばれる「セロトニン」は、喜びや興奮を司る脳内物質の働きをコントロールして、気持ちを安定させる作用があります。

ですから、なんらかの原因でセロトニンの分泌量が少なくなると、気分が落ち込みやすくなり、「うつ」の状態になってしまいます。

実は体内のセロトニンのうち、**80〜90％を作っているのが腸**です。気分が落ち込みがちな人は、腸内フローラが乱れて腸の健康が損なわれており、セロトニンの分泌量が減っている恐れがあります。

ビフィズス菌を含んだヨーグルトなどを食べて腸内環境を改善すれば、セロトニンの分泌が増え、うつの改善につながります。

また、セロトニンは大豆やチーズに多く含まれているトリプトファンというアミ

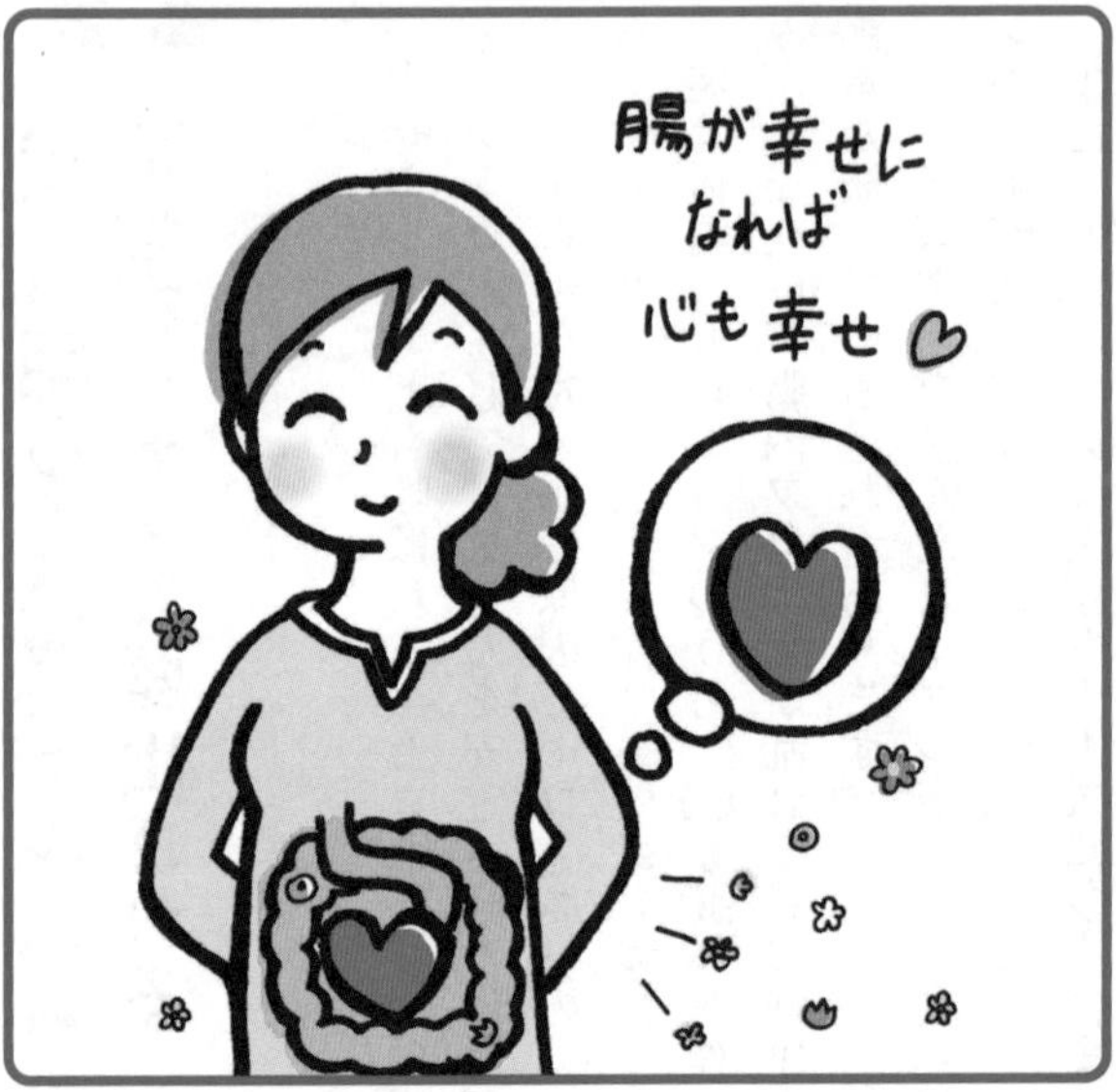

ノ酸から作られます。併せて摂るといいでしょう。

腸内細菌とビタミンB_6が必要！

トリプトファンを分解するためには、腸内細菌の活躍が不可欠です。

また、腸内細菌がトリプトファンからセロトニンを作る際には、ビタミンB_6が必要になります。

ビタミンB_6は、ニンニク、マグロ、酒粕、牛レバー、カツオ、鶏ひき肉、イワシなどに含まれています。

26 そういうわけでビタミン剤はたくさん飲む必要はない

●ビタミンは体内でも合成される！

ビタミンは、体の調子を整え、体を正しく機能させるために必須の栄養素です。体調が優れず、ビタミンが不足していると思ったとき、サプリメントなどでビタミンを補給しようとする人は多いでしょう。

でも、腸内フローラが快調なときは、その必要はほとんどありません。

ビタミンは体の外から摂り入れるものだと思い込んでいませんか？　たしかに、ビタミンは食品からも摂れる栄養素ですが、**一部のビタミンは腸内細菌が体の中で合成してくれる**のです。生物の中には、自分の力で必要なビタミンを合成できるものが少なくありません。たとえばヤギは、病気になると体内で大量のビタミンCを生成し、自力で治療に役立てることが知られています。

人間は、ビタミンを得るためには食物と腸内細菌に頼る必要がありますが、それでもバランスのよい栄養素をたっぷりと含んだ健康的な食事を摂り、さらに腸をいたわって腸内環境をよくすれば、サプリメントに頼らなくても必要なビタミンは体内で賄えるのです。

腸内細菌が作る主なビタミン

ビタミンB_1
細胞内でのエネルギー生産に関わり、糖の分解を助ける。精神を安定させ、疲労を取り除く。

ビタミンB_2
細胞の再生や成長を促進する。脂肪の燃焼を促進する。

ビタミンB_6
アミノ酸の分解や生産に関わる。ホルモンなど体内物質の合成に使われる。

ビタミンB_{12}
脳や神経細胞の活動を助ける。細胞の再生に関わる。

ビタミンK_2
血液の凝固に関わる。骨の健康を保つ。

ナイアシン
皮膚や粘膜を健康に保つ。血行を促進する。

ビオチン
糖の分解を助ける。皮膚や粘膜を健康に保つ。

葉酸
たんぱく質の合成に関わる。成長を促進する。貧血を予防する。

パントテン酸
ストレスを軽減し、免疫機能を助ける。

27 グッスリ安眠・快眠をもたらすたった1つの方法

●腸が質の高い眠りをもたらしてくれる

睡眠不足や不眠に悩まされている人は、腸内フローラに問題があるのかもしれません。睡眠の質は、腸内環境によって変わることがわかっています。

睡眠のリズムは、免疫物質やホルモンなど体内で生成される物質のバランスと関係しています。深い眠りに入るためには、免疫機能にも関わっているサイトカインという物質が重要だとわかっています。そしてこの物質は、腸内細菌が合成し、分泌してくれるのです。

ストレスホルモンと眠りの関係

夜、腸内細菌がきちんとしたリズムでサイトカインを生成してくれれば、スムー

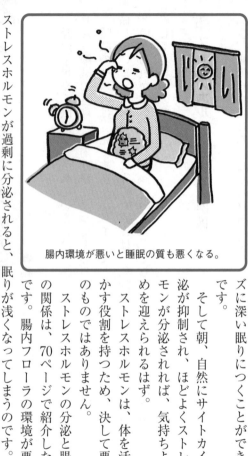

腸内環境が悪いと睡眠の質も悪くなる。

ズに深い眠りにつくことができるはずです。

そして朝、自然にサイトカインの分泌が抑制され、ほどよくストレスホルモンが分泌されれば、気持ちよい目覚めを迎えられるはず。

ストレスホルモンは、体を活発に動かす役割を持つため、決して悪いだけのものではありません。

ストレスホルモンの分泌と腸内細菌の関係は、70ページで紹介したとおりです。腸内フローラの環境が悪化して、ストレスホルモンが過剰に分泌されると、眠りが浅くなってしまうのです。

腸内環境を整えることで、人間の体が持つリズムは安定し、それが快眠につながるというわけです。

28 長年、苦しんだ花粉症が治る可能性もある 鼻さわやか〜！

●腸内フローラで花粉症を予防するには？

現在、日本人の4人に1人がスギ花粉症といわれています。

花粉症は目や鼻の粘膜に花粉が接触することでアレルギー症状が表れる病気です。くしゃみや鼻水、鼻づまりや目のかゆみなど、不快な症状は顔に集中しています。

しかし、腸内フローラが元気であれば、花粉症を改善・予防することができるのです。

花粉は本来、人体に対して無害なはずのもの。

それに対してアレルギー反応が起きてしまうのは、体内の免疫機能が暴走しているからです。その免疫機能を正しく働かせるために、腸内フローラが大切な役割を果たしています。腸内フローラの環境が良好な状態であれば、たとえスギ花粉が体内に入ってきても、体内の免疫機能は有害なものだと判断しません。

２００９年に理化学研究所の免疫アレルギー科学総合研究センターは、子どもが花粉症にならないための９か条を発表しました。

そこからは、適度に細菌と触れる機会があるほうが、花粉症になりにくいという事実が見えてきます。その９か条には大人にも通用する項目もあります。

ところで、日本で最初にスギ花粉症の症例が認められたのは１９６３年です。60年代以降、花粉症をはじめとするアレルギー疾患の患者数は急激に増加しました。当時は日本人の衛生意識が非常に高まった時期でした。決して無関係とは言い切れないでしょう。

花粉症にならないための9か条

※理化学研究所 免疫・アレルギー科学総合研究センター発表「花粉症にならないための9か条」より。

1 生後早期にBCGを接種させる

結核菌には花粉症の発症を抑制する作用がある。

2 幼児期からヨーグルトなど乳酸菌飲食物を摂取させる

乳酸菌には免疫力を高める効果がある。

3 小児期にはなるべく抗生物質を使わない

抗生物質は病原菌だけでなく、腸内の無関係な細菌まで減らしてしまう。

4 猫、犬を家の中で飼育する

ペットに触れることで細菌に触れる機会を増やす。

5 早期に託児所などに預け、細菌に触れる機会を増やす

乳幼児の頃から多くの細菌に触れることで、免疫力を高める。

6 適度に不衛生な環境を維持する

過度に殺菌や除菌を徹底すると、細菌に触れる機会が減ってしまう。

7 狭い家で、子だくさんの状態で育てる

常日頃からなるべく多くの人の持つ細菌に触れることで、免疫力を高める。

8 農家で育てる

自然の多い環境で、土に触れて生活することで細菌に触れる機会を増やす。

9 手や顔を洗う回数を少なくする

皮膚にいる菌をなるべく減らさない。

29 抗生物質はどこまで必要なのか？やってはいけない危ない飲み方

●抗生物質は病原菌以外にも影響を与える

「風邪かな？」と思ったときに、素人判断で安易に風邪薬や抗生物質に頼るのは、腸内フローラにとってはマイナスかもしれません。

ウイルス性の風邪の場合、抗生物質はそのウイルスに対しての有効な攻撃手段になりません。

抗生物質は「細菌全般」に対してダメージを与える薬です。

つまり、**腸内にいる風邪とは無関係な、よい菌たちに対しても、大きなダメージを与えてしまう**のです。腸内フローラの環境バランスが崩れて、免疫力を落としてしまう結果になるかもしれません。

「以前、医師から処方された抗生物質があるから、とりあえずそれを飲んでおこう」などと考えるのは、やめましょう。

「風邪薬や鎮痛剤が腸を弱らせることも

市販の風邪薬や鎮痛剤、解熱剤などに含まれている成分には、腸の中を保護している粘液を弱らせてしまうものもあります。

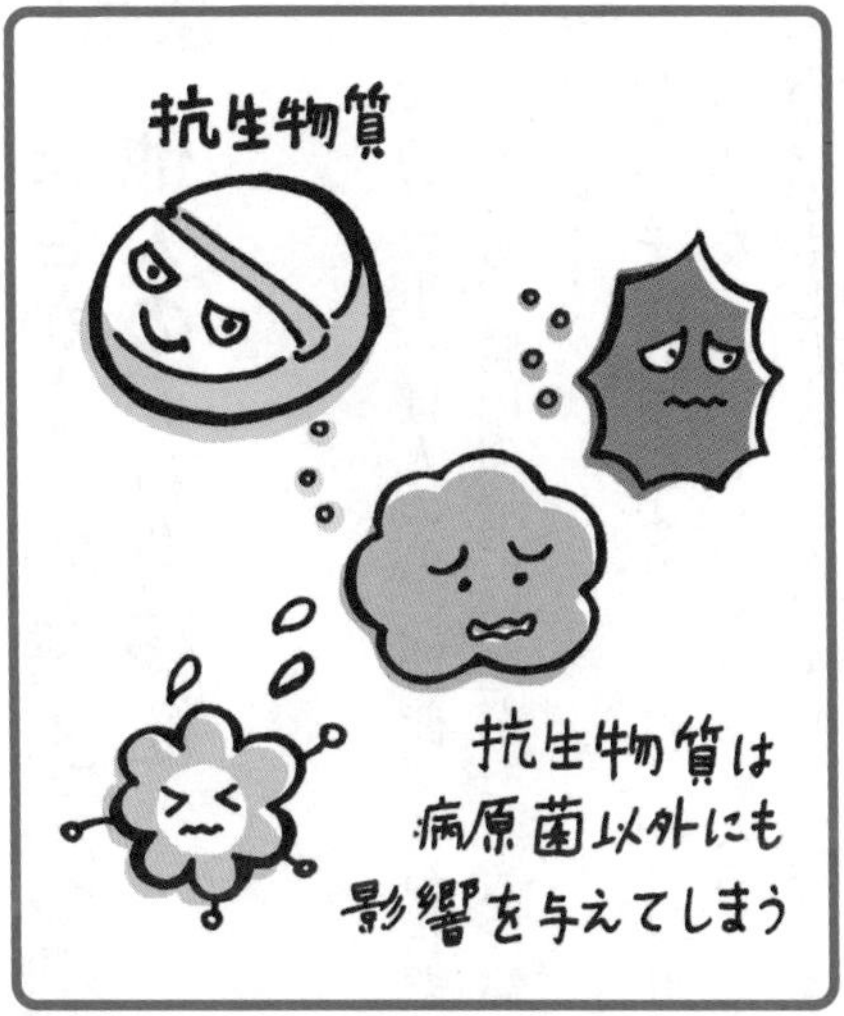
抗生物質
抗生物質は
病原菌以外にも
影響を与えてしまう

頻繁に使い続けると、腸の防衛機能が弱まり、別の病気を招きかねません。だから、素人判断はしないように。

もちろん、病状によっては風邪薬や抗生物質が有効なケースはあります。たとえば、重い症状なのに薬を使わず様子を見ようとするのは、おすすめできません。

薬に関しては素人判断をしないこと、そして、腸内細菌に余計な負担をかけさせないことが重要なのです。

30 まさか！　衝撃的かつ超画期的な治療法。他人のアレを移植

●健康な人の「便」が薬になる時代

腸内フローラは人の免疫機能や精神状態をはじめ、あらゆる健康に関わっています。もしも、腸内環境に問題がある人に健康な人の腸内フローラを移植することができたら……？

現在、そんな夢のような治療法がアメリカで注目されています。必要なものは化学的な薬などではなく、健康的な人の便だというのだから驚きです。ちょっと抵抗があるかもしれませんが、医療の現場では劇的な効果を発揮しています。

腸内フローラのバランスが崩れることで起こる病気は多くあります。そこで、腸内環境のバランスが整っている健康な腸内フローラを持つ人から、腸内微生物の一部をそのまま分けてもらおうというのが、便移植という治療法の考え方です。**薬物や抗生物質で治癒しない症状が、便移植で完治したという報告がいくつもあります。**

健康な腸内フローラを他人に移植できる

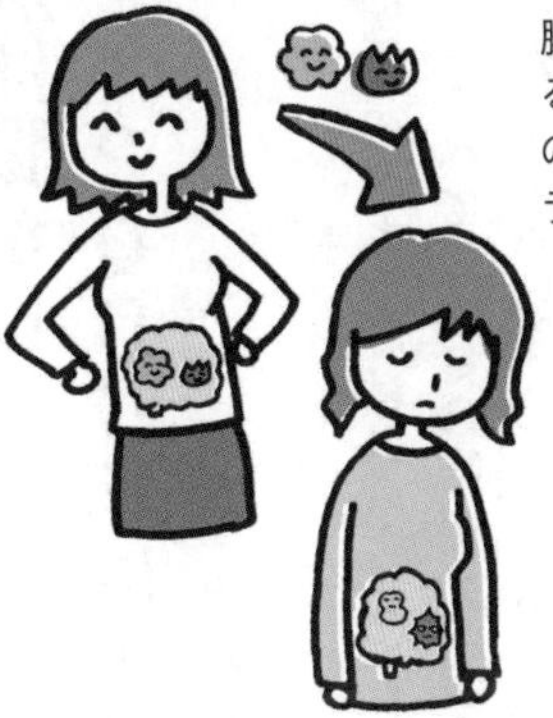

腸内フローラが一因となっている病気の人に対して、健康な人の便から取り出した腸内フローラを移植する。

化学的な薬物ではなく、自然にあるものを使用するため、重篤な副作用の心配が少ないのもメリットのひとつ。

大腸炎や難病クローン病、自閉症にも効果が！

この便移植治療は難病として認定されているクローン病や潰瘍性大腸炎を含む、さまざまな大腸炎に効果があります。

また最近では、アメリカでも爆発的に増えている自閉症に対して治療した結果、劇的に改善したという報告もありました。

今後は、メタボや糖尿病に対しても効果が認められ、医療の現場で珍しくない治療法になるべき研究がすすめられています。

いずれ、日本でも手軽に行えるようになるかもしれませんね。

31 病《やまい》は腸から——2000年以上前の予言は当たっていた

●医師ヒポクラテスは腸の能力を予言していた

西洋医学の父とも呼ばれる古代ギリシャの医師ヒポクラテス（紀元前5～4世紀頃）は、「**すべての病気は腸から始まる**」という言葉を残しています。

細菌の存在が発見されていなかった当時からすでに、腸の健康が全身の健康と関係していることを察していたのです。

時は流れて19世紀。ロシアの微生物学者であり、ノーベル生理学・医学賞の受賞者でもあるイリヤ・メチニコフは、人間の寿命と腸内細菌のバランスに関係性を見出しました。

そして現代、さまざまな研究によって腸内フローラの力は実証されつつあります。

それなのに、現代人の腸内環境はなかなか改善していないように思われます。

たとえば、若返り物質エクオール（72ページ参照）を作る腸内細菌を持っている

エクオールを作れる人の割合（世代別）

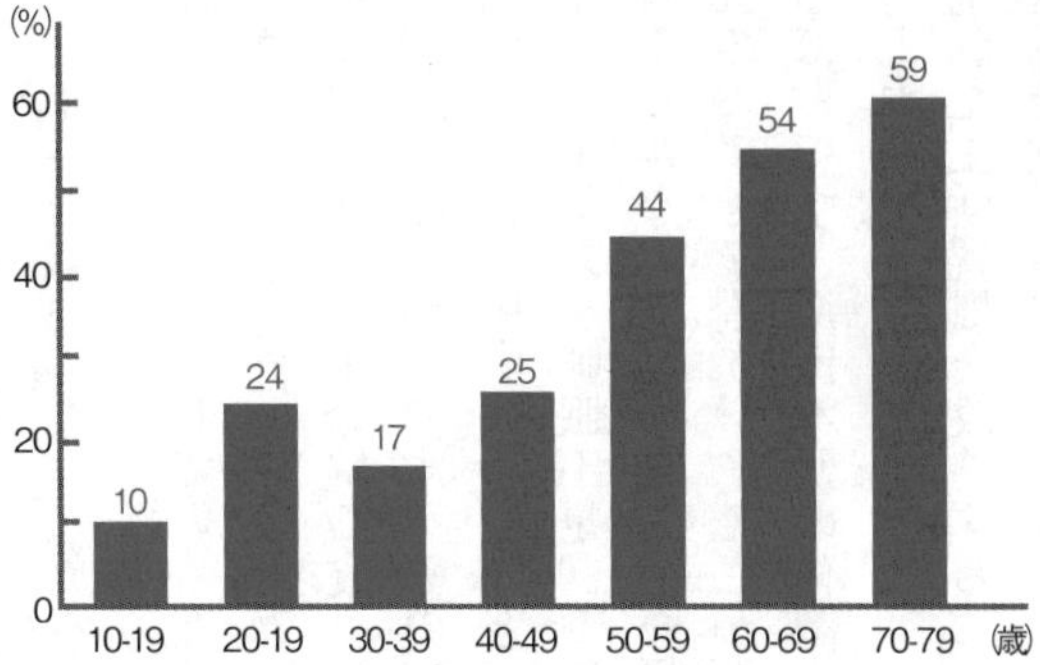

出典：Fujimoto et al. 2008. Prostate Cancer and Prostatic Diseases 2008

人は、世代が若くなるにつれて、徐々に減っているというのです。

どうすればエクオールを作れる菌を腸内で増やせるのかは、現在はっきりと解明されていません。

しかし、食生活の欧米化によって、この菌を持つ人が減っているのではないかと考えられています。

次章からは腸内フローラを改善するための生活習慣を紹介しています。

活発な腸内細菌を味方にして、病気知らずの体を目指しましょう。

COLUMN

現代人に増加中の腸の病気「リーキーガット症候群」

ここ数年、患者が急増していると医学界を中心に話題になっている「リーキーガット症候群」。ガットとは英語で腸のこと。日本名は「腸管壁浸漏症候群《ちょうかんへきしんろうしょうこうぐん》」といい、腸の粘膜に穴があき、未分解の食べ物やウイルス、腸内細菌などが血液中に漏れでてしまう状態に陥る疾病です。その症状は、アレルギー、アトピー、肌荒れ、ぜん息、偏頭痛、便秘、肥満、うつなど、さまざまな不調を起こします。

原因は、ストレスや睡眠不足、糖質やグルテン、食品添加物、悪い油の過剰摂取、抗生物質やピルなど薬物の日常的な摂取など。

「日本人のおよそ7割が、すでにかかっているかも」と警鐘を鳴らすアメリカの医師もいるほどです。原因不明の体調不良は「リーキーガット症候群」に陥っているせいかもしれません。リーキーガットを予防・改善するためには、まず、偏った食生活や乱れた生活習慣を改善すること。そして、腸の炎症を抑えるオメガ3系の油や発酵食品を食生活に取り入れて、腸内フローラを活性化させることが大切です。

第3章

腸内フローラを味方に変える新・食習慣

——毒を出す食、溜める食

32 一流テニスプレイヤーも苦しんだ、静かな殺人鬼グルテンを含む食べ物

●グルテンが腸内フローラの構成を決める

一部のセレブやモデル、テニスプレイヤーのジョコビッチ選手が行っていることでも話題のグルテンフリー食事療法。

グルテンとは小麦や大麦、ライ麦などに含まれているタンパク質で、小麦粉に水を加えた際に生成される「ベトベト」した成分です。

グルテンは体内の血糖値を上げ、肥満の元となるといわれていますが、それ以外にもアレルギーや頭痛、不安感、注意欠如、ひどい疲労感、さらにうつ病や認知症など、さまざまな健康被害が表れる可能性を持っているとも。

気づかないうちに人体にダメージを与え続ける性質から、最近では、このグルテンを「**静かな殺人鬼**」と呼ぶ医学者もいます。

2013年、アメリカのメイヨークリニックが「食品のグルテンがどのように糖

尿病を引き起こすか」の研究を行いました。その結果、**グルテンは糖尿病の誘発性に直接影響し、腸内フローラを変化させる**というのです。

グルテンの「ベトベト」は、栄養素の分解と吸収を阻害して消化不良を引き起こします。つまり、**体の免疫系や神経、脳にまで悪影響を及ぼす**というのです。そして、このグルテンに接触したことによる腸内フローラの変化が、糖尿病の発生及び体への悪影響を引き起こすという結果なのです。

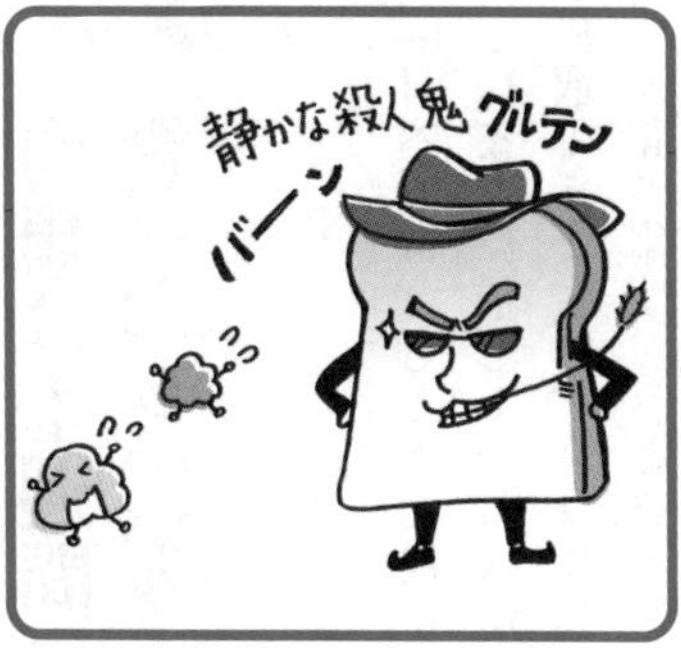

グルテンフリーで腸内フローラを健康に

パンケーキやアイスクリームなどに含まれているグルテンですが、現代では、まったくグルテンを含まない食生活はほぼ困難でしょう。でも、腸内フローラのためには、なるべくグルテンを含まない食品を選ぶことが必要だといえます。グルテンへの意識を高めるだけでも健康被害を免れるかもしれません。

33

肉類は1週間にどのくらい食べたらいい？

●丈夫な体づくりのためには〝肉〟が必要だけど……

「日本人は、もともと農耕民族だから肉は体質的に合わない。病気のもとになる」といまだに信じている人が多いと聞きます。たしかに大豆製品からもタンパク質は摂取できますし、大豆製品は腸内細菌の好物です。

人間の体は、およそ50％がタンパク質でできています。タンパク質は、腸でアミノ酸に分解されて吸収されますが、20種類のアミノ酸のうち、9種類の必須アミノ酸は体内で合成できないため、食事から摂取しなければなりません。

この必須アミノ酸を理想的なバランスで摂取できるのが〝肉〟なのです。

ただし、肉は食べ方に気をつける必要があります。

なぜなら、肉は、腸内で暗躍する大腸菌や腐敗菌などの大好物でもあるからです。

肉を大量に摂取すると、腐敗菌はアンモニアやスカトール、硫化水素など有害物質

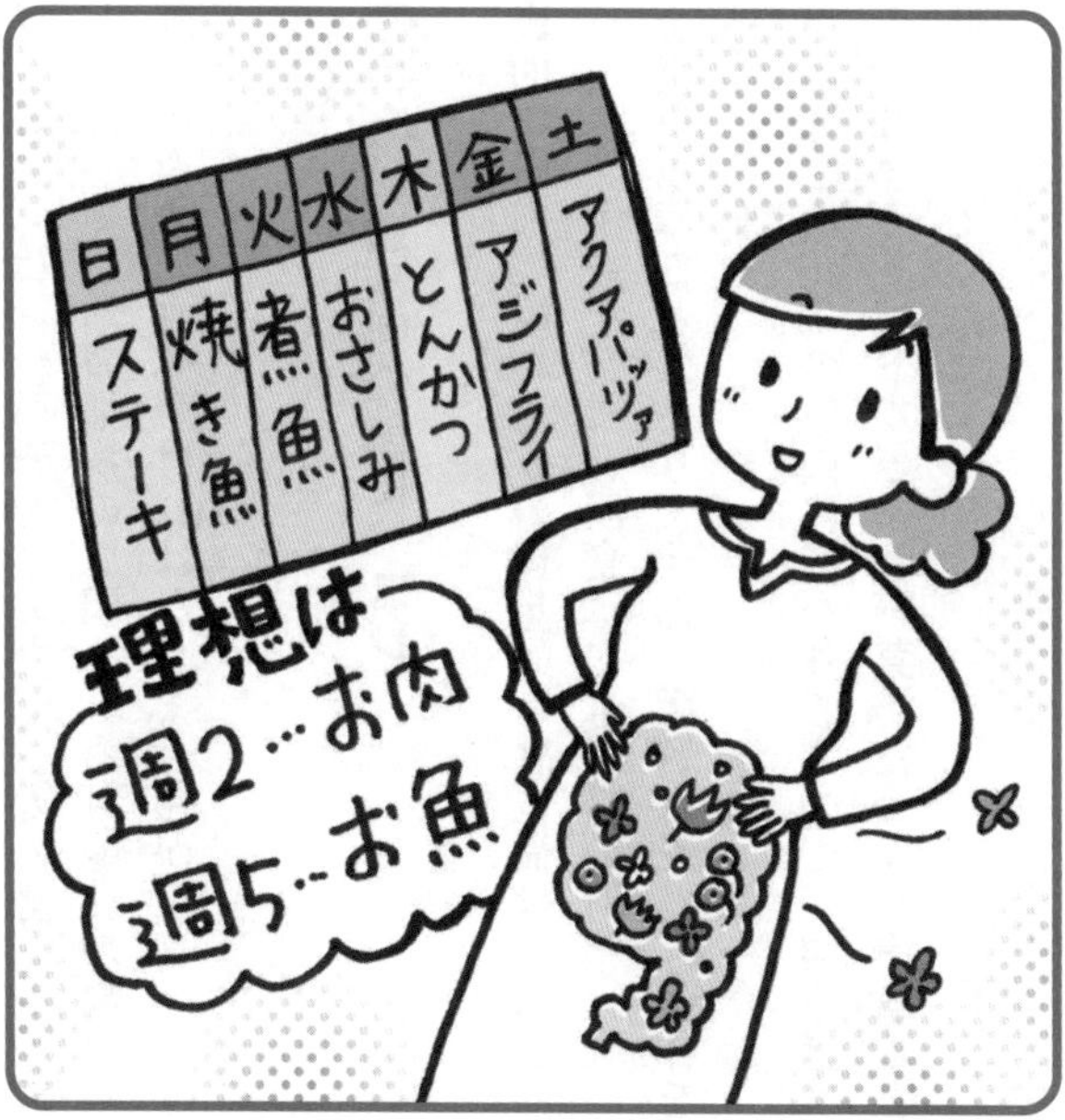
日
ステーキ
月
焼き魚
火
煮魚
水
おさしみ
木
とんかつ
金
アジフライ
土
アクアパッツァ
理想は
週2…お肉
週5…お魚

を大量に作ります。これらは活性酸素を生みだし、がん細胞を生成したり、血圧の乱れを引き起こしたりして生活習慣病の原因になる可能性が高まります。

つまり、肉は健康のために食べなければなりませんが、食べすぎてはいけないということです。

理想は週2回の肉、週5回の魚に、コレ

丈夫な体と健康的な腸内環境のための理想的な食習慣は、週2回のお肉と週5回の魚料理でしょう。ステーキを週に2回食べても、腸の消化吸収能力を超えていなければ、脂肪分を気にすることはありません。脂質は私たちの体を構成する約60兆個の細胞膜の材料になります。

ただし、脂質は活性酸素発生の原因にもなりますので、肉を食べる際は、**強い抗酸化作用のあるキャベツやトマトなどの生野菜をたっぷり摂ることが大切**です。腸の消化能力の手助けもしてくれます。

34 味噌汁は腸の万能ラッキースープ！ がんの予防効果も高い

●日本食は発酵食品の宝庫

腸内環境は、機能性のよい腸内細菌を優勢に保つことが大切です。

そのためにも、機能性のよい腸内細菌が豊富に含まれる発酵食品を、偏りのないように食べることが必要になります。

日本の食品は発酵食品の宝庫です。たとえば、味噌、しょうゆ、みりん、酢などの調味料や、ぬか漬け、粕漬けなどの漬け物、かつお節や塩辛、納豆なども発酵食品です。日本古来の発酵食品は、日本人の腸の常在菌と相性がいいので、腸内フローラを健やかにするために、ぜひ食べてほしい食品群です。

中でも、味噌や納豆などの大豆発酵食品は、抗酸化力に非常に優れています。

大豆発酵食品については、その抗酸化力の強さから「がん予防になる」ともいわれています。味噌は、ただの調味料ではなく、健康維持食品ともいえるほど優秀な食材なのです。

とくに味噌は、腸内細菌を活性化する麹《こうじ》菌から主に作られますが、それ以外にも乳酸菌や酵母菌など多種多様な菌も豊富に含まれています。

一日に2食ほど、野菜がたっぷり入った味噌汁をいただきたいものです。

意外と多くの人が知らない「味噌もどき」に注意

味噌は、生きた細菌が豊富に含まれたものを食べなければ、その健康効果を享受できません。

なるべく発酵が活発に続いている手作りされた味噌を選びましょう。

最近は、味噌の味はするものの生きた菌が含まれず、保存料が使用された「味噌もどき」といった食品も見かけますので、注意してください。

スーパーなどで味噌を購入する際は、裏のラベルをチェックし、「大豆（遺伝子組み換えでない）、麹、天然塩」など、シンプルな原材料だけを使用した商品を選ぶようにしましょう。

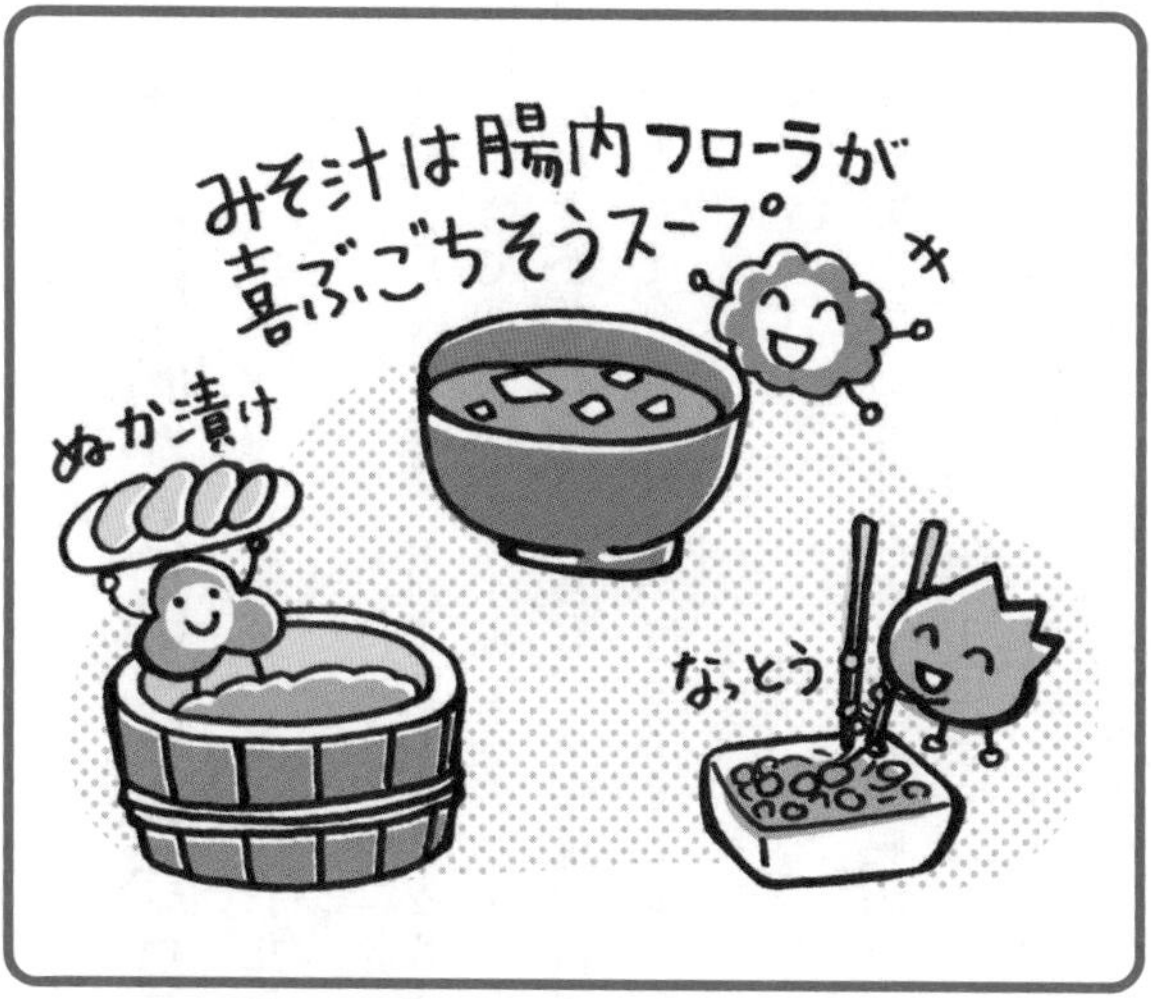
みそ汁は腸内フローラが
喜ぶごちそうスープ
ぬか漬け
なっとう

原材料はなるべく国産で遺伝子組み替えでないもの、
添加物が少ないもの、シンプルな物を選ぼう。

35 ヨーグルトは生きたまま腸に届かないことが9割

●〝生きたまま届く〟の落とし穴

最近は「生きたまま腸に届く」と謳われているヨーグルトもよく見かけます。

ところが、乳酸菌は胃酸で80％以上が死滅することがわかっています。そして、生きたまま腸に届いたわずかな乳酸菌たちも、常在菌や白血球によって排除されることがほとんどです。腸内で新たな菌がヨーグルトから繁殖することは、とても難しいことなのです。

でも、安心してください。

たとえ乳酸菌が途中で死んでしまったとしても、腸内フローラは活性化し、免疫力向上などのよい効果があることはわかっています。

それは、死んだ乳酸菌でも腸管にはいい刺激を与え、常在菌である善玉菌の餌となり、腸内環境の改善に一役買ってくれるからです。

ヨーグルトに含まれる菌の種類

乳酸菌シロタ株	整腸作用、免疫力強化、大腸がん予防
ガセリ菌	整腸作用、内臓脂肪の蓄積抑制、ピロリ菌抑制
クレモリス菌	整腸作用、糖尿病予防、コレステロール抑制、免疫強化
LG21菌	整腸作用、胃粘膜改善、ピロリ菌抑制
ラブレ菌	整腸作用、免疫力強化、コレステロール抑制
サーモフィラス菌	整腸作用、美肌効果、インフルエンザ予防

自分に合ったヨーグルトと出会うには

腸内の常在細菌は、人それぞれ。ですから、自分の常在菌と相性のいい乳酸菌が含まれるヨーグルトを選ぶことも大切です。

たとえば、1種類のヨーグルトを毎日100g程度、1～2週間食べ続けてみてください。それで便通がよくなったり、肌ツヤがよくなったり、疲れにくくなったりするなど体によい変化が訪れれば、そのヨーグルトはあなたの腸内環境に合ったヨーグルトということになります。

そして**特に変化がなければ、別の種類をまた1～2週間試す**ということを繰り返していきます。

しかし、先述したとおり、食べた乳酸菌を定着させることは難しいことです。毎日コツコツ摂取し続けることが大切です。

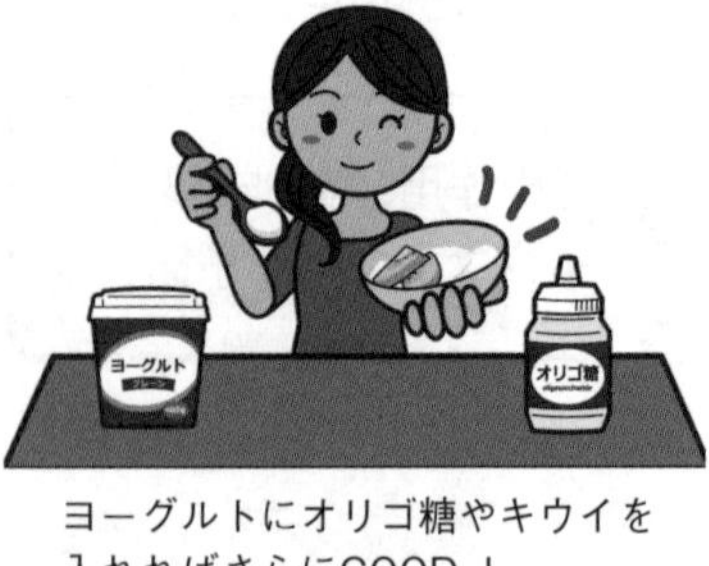

ヨーグルトにオリゴ糖やキウイを
入れればさらにGOOD！

36 腸の好物は、どっち？ 皮ごと食べる果物か、加熱した野菜か

●果物の皮は腸内フローラの好物

発酵食品やヨーグルトに加え、毎日の食事からも腸内フローラの環境改善にいい、細菌の好物を摂取しましょう。

たとえば、りんごや柑橘系などのペクチンの多い果物は腸内細菌の大好物です。ペクチンは、食物繊維の一種で果物をジャムにする際に固まるゲル化作用がある成分です。皮の部分に多く含まれていますので、フルーツはできるだけ皮ごと食べましょう。また、食物繊維は、体内の酵素では消化されませんが、腸内細菌の餌になります。腸のぜん動運動を促進し、便通をよくして腸内を健全な状態に保つ効果もあります。ジュースにするときも、繊維質を取り除いてしまうと腸内フローラの大好物なごはんを捨てていることになってしまいます。有機栽培の果物を皮ごとジューサーにかけて飲むことをおすすめします。

2種類の食物繊維をバランスよく

食物繊維には、ネバネバとした海藻類に多く含まれ、糖質や脂質を包み込んで排出しやすくする、水に溶ける種類の〝水溶性食物繊維〟と、根菜類や芋などに多く含まれ、かさを増して排便を促す作用のある〝不溶性食物繊維〟があります。

たとえば、不溶性食物繊維ばかりに偏ってしまうと便が硬くコロコロしやすくなり、腸内フローラに悪影響を及ぼす可能性がありますので、これらは、たっぷりの水分と一緒に摂ったほうがいいでしょう。

水溶性1に対して不溶性2のバランスで食べることが理想です。

コンビニごはんで腸内フローラを喜ばせるコツは?

コンビニなどで食事を買う際も、腸内フローラが喜ぶものを選ぶようにしましょう。選び方のコツは、うどんより**蕎麦《そば》**、白米より**発芽玄米**や**赤飯**など、できるだけ白くない炭水化物を選ぶこと。追加するなら、海藻入りのサラダ。おでんなら、昆布やごぼう天などを選ぶと腸内フローラが元気になって活性化するでしょう。

不溶性食物繊維　　**水溶性食物繊維**

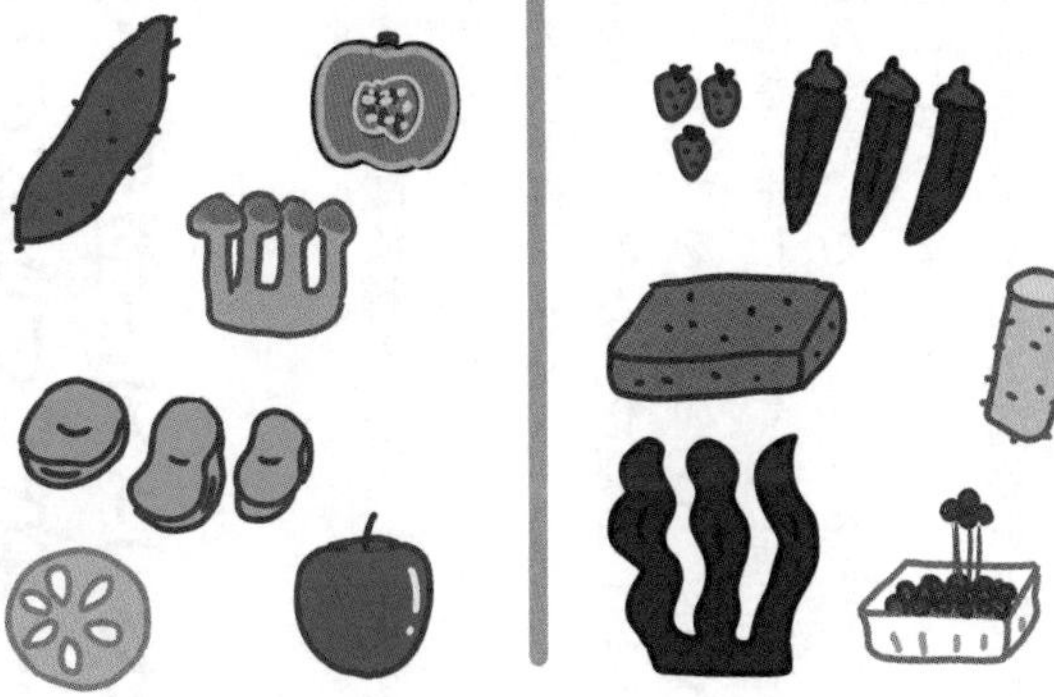

水溶性食物繊維が多く含まれる食品

海藻類、納豆、ゴボウ、アボカド、オクラ、ヤマイモ、明日葉《あしたば》、ユリ根など。

不溶性食物繊維が多く含まれる食品

あずき、ひよこ豆、インゲン、おから、えのき、切り干し大根、干し柿、アーモンドなど。

37 こんなにも恐ろしいとは！ダイエット飲料とアイスクリーム

●乳化剤でメタボへまっしぐら

アイスクリームや炭酸飲料のほか、さまざまな食品に添加されている「乳化剤」はこれまで比較的安全性が高いとされていました。しかし、アメリカ・ジョージア州立大学が行った実験結果によると、そうとは言い切れないことがわかります。

マウスの飲み水に一般的な乳化剤の「カルボキシメチルセルロース（CMC）」と「ポリソルベート80」を少量加えたところ、餌を変えていないのにもかかわらず、腸内の粘液が破壊されました。そして糖尿病予備軍やメタボリックシンドロームなどの症状が出たのです。また、腸の炎症を起こしやすいネズミに与えると、潰瘍性大腸炎を引き起こしてしまいました。

さらに、乳化剤と腸内細菌の関係を調べるため、腸内フローラがないネズミに乳化剤を飲ませたところ、特段の変化はありませんでした。ところがその後、ネズ

乳化剤と人工甘味料が使用されている食品例

カルボキシメチル セルロース
アイスクリーム、シャーベット、ソース、麺類など。

ポリソルベート80
パン、ケーキミックス、ドレッシング、チョコレートなど。

アスパルテーム
ノンカロリー食品、ガム、アメなど。

サッカリン
漬け物 ねり食品、菓子類、味噌など。

ミたちに腸内フローラを移植すると、腸内の粘液が崩壊し、潰瘍性大腸炎の症状が同様に表れました。つまり**「乳化剤」は腸内の粘液を崩壊させ、腸内フローラに働きかけて、メタボなどの症状を引き起こしていたというわけです。**

人工甘味料にも注意

ダイエット飲料などに含まれるアスパルテームやサッカリンなどの人工甘味料でも腸内フローラに変化が起き、マウスたちが糖尿病予備軍になったという研究結果があります。

今後、これらの人体に対する影響も解明されるかもしれません。健康的にやせるために、カロリーオフの食品を食べてメタボになり、腸に炎症が引き起こされるとしたら、大変なことです。

食品を買う際は、裏面の栄養成分表示をチェックして、なるべく原材料だけに近いものを選ぶことをおすすめします。

38 腸内フローラを満開にするメニュー

●腸内細菌たちが減少した原因

私たちの腸の中には、3万種類以上、1000兆個以上の腸内細菌たちが腸内フローラを形成しています。ただ、これらの腸内細菌は、**年々減少傾向にあって、50年前に比べたら、細菌の種類は30%も減っているといわれています。**

この要因は、**第一に「食生活の変化」**のせいだと考えられます。

私たち日本人の祖先は、季節の野菜や野生の動物、果実を主な食料としてきました。それが近代、炭水化物中心の食生活に変化したことで腸内フローラが病んで、減少してしまいました。もちろん、このほかにも極端な清潔志向、添加物の摂取、医薬品の服用などの影響もあるでしょうが、餌である食事内容の影響が最も大きいと思われます。

美容やダイエットのために、白米や砂糖などの白い炭水化物を摂らない健康法が注目されていますが、これは腸内細菌にとってても有益です。

白い炭水化物は、消化の際に、大切な腸内フローラを疲れさせてしまうのです。炭水化物の摂り方に気をつければ血糖値のバランスを保ち、ダイエットでき、腸内細菌のバランスを保つことができます。繊維質たっぷりの野菜の多い食事を心がけ、腸内細菌に栄養を与えて腸内フローラをどんどん活性化させましょう。

メインを野菜や果物に、調味料も適宜

理想の食事バランスは、メインディッシュに野菜、サイドディッシュに肉や魚などのタンパク質、そして少なめの炭水化物という順です。そうすれば理想のボディーと満開の腸内フローラが同時に手に入ります。

炭水化物を減らすコツは、ごはんをきのこや魚介と一緒に炊く、もしくは麺の代わりに糸こんにゃくを使用するなどしてボリュームを出して、食べ応えをもたせることです。また、ハーブや薬味などの調味料も抗酸化力が強く、腸内細菌たちが喜ぶので、適宜使用して味に深みをプラスしましょう。

腸内フローラが満開になる食品

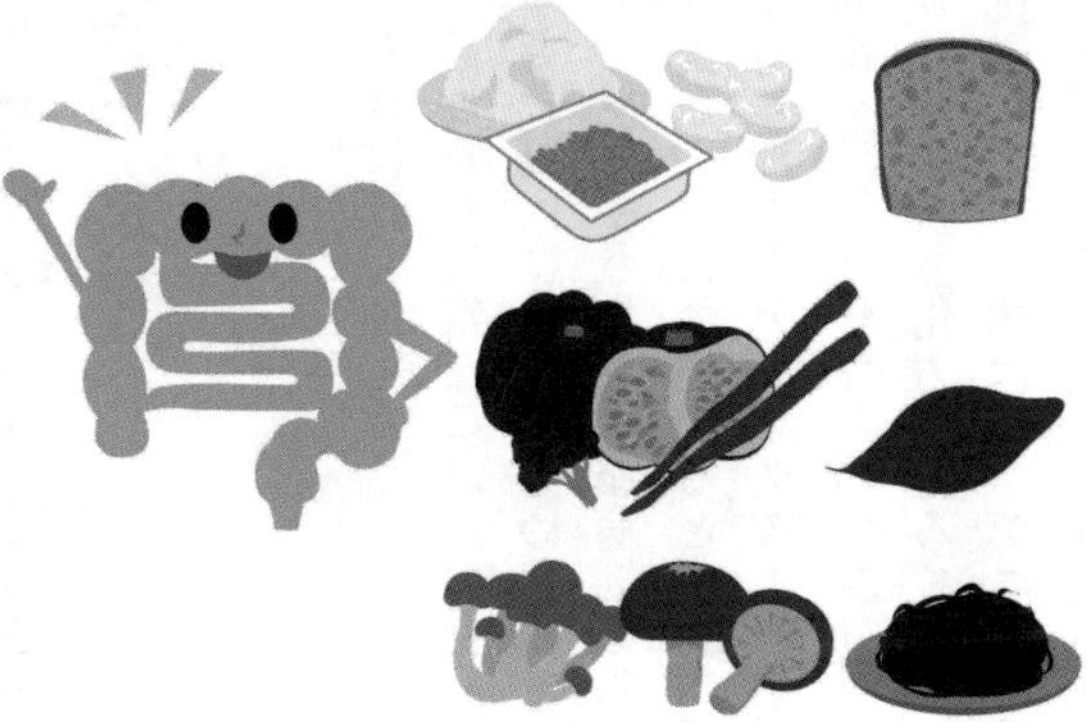

野菜

キャベツ、レタス、ケール、ブロッコリー、
タマネギ、アスパラガス、ネギ、ニンニクなど。

低糖の果物・野菜

アボカド、キュウリ、ピーマン、ズッキーニ、
トマト、ナス、レモンなど。

発酵食品

ヨーグルト、ピクルス、キムチ、ザワークラウトなど。

オイル

オリーブオイル、ココナッツオイル、亜麻仁油、
えごま油など。

調味料

マスタード、ワサビ、ハーブ、
サルサソース（グルテン・砂糖フリーのもの）など。

39 若さの大敵〝活性酸素〟の除去に役立つ食材

●最高峰の抗酸化パワーをもつ〝ニンニク〟

忙しいときには、加工食品やインスタント食品を口にしてしまう機会もあるはず。でも、添加物が豊富なこれらの食材は、美味しくて手軽で便利な反面、知らず知らずのうちに腸内に毒素を溜め込むことになってしまいます。毒素は体内で体をサビさせて、老化やさまざまな病気の原因になる物質である活性酸素を発生させます。活性酸素が大量に発生すると、腸内環境も悪化していきます。これを避けるためには、体内の毒素をデトックスする必要があります。

疲労回復や滋養強壮などの健康効果が実証されている**ニンニク**は、**食品の中でも最高峰レベルの抗酸化力**がある食べ物です。

強い抗酸化力の正体は、ニンニクの香り成分である〝アリシン〟です。アリシンは、殺菌作用や免疫細胞を活性化させる作用を持ち、腸内細菌の大敵の活性酸素除去に大きな働きをします。さらに、このアリシンはアメリカの国立がん研究所によって、がん細胞を抑制する効果があることも実証されています。

ネバネバ海藻は腸内で一石二鳥の働きをする

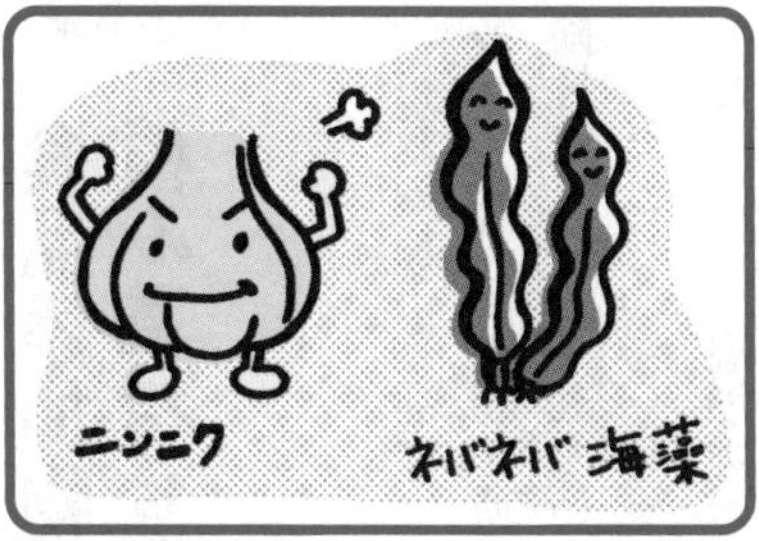

ところで、**ニンニクは食べすぎると胃壁を傷つける恐れのある刺激物**でもあります。ですから毎日のデトックス食材としては、海藻類が無難でおすすめです。

海藻類の独特のヌルヌル成分である「フコイダン」や「アルギン酸」などの多糖類は、体に溜まった毒素や摂りすぎた塩分、脂質などを包み込み、体外に排出しやすくします。

さらに海藻類は、腸内細菌たちの大好物でもあります。腸内を掃除しながら、腸内フローラたちのごはんにもなる一石二鳥の食材というわけです。

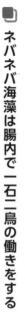

40 食品添加物はとにかく危ない！積み重ねを侮ってはいけない

●食品添加物は腸内フローラの繁殖を阻害する

市販の加工食品には、保存料、着色料、甘味料、香料、安定剤、酸化防止剤など多くの食品添加物が使われています。これらは、厚生労働省が安全性を確認し、危険性がないとされているものです。

しかし、**これを何種類も毎日大量に食べているとしたら**、話は別です。

たとえば、添加物の中で時間が経っても食品を腐らせないようにするために使われる保存料は、細菌の繁殖を抑える働きがあります。これが腸内に入れば、**腸内フローラの繁殖を阻害し、育成を阻む**悪者になってしまいます。

戦後、日本人の大便の量は、ほぼ半分になったといわれています。

大便の半分は、腸内細菌やその死骸から成ります。食の欧米化が進み、ハムやソーセージなどの加工食品を食べるようになった結果、腸内細菌が減って、便の量が少なくなってしまったようです。最近では男女ともに悩む便秘も、食物繊維の摂取量の減少と、添加物を多く摂取したことが原因であるといわれています。

食品添加物の危険性は未知数

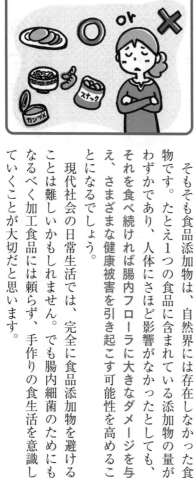

そもそも食品添加物は、自然界には存在しなかった食物です。たとえ1つの食品に含まれている添加物の量がわずかであり、人体にさほど影響がなかったとしても、**それを食べ続ければ腸内フローラに大きなダメージを与え、さまざまな健康被害を引き起こす可能性を高める**ことになるでしょう。

現代社会の日常生活では、完全に食品添加物を避けることは難しいかもしれません。でも腸内細菌のためにも、なるべく加工食品には頼らず、手作りの食生活を意識していくことが大切だと思います。

41

遺伝子組み換え食品が腸内であばれる恐怖——腸粘膜の破壊

●得体の知れない遺伝子組み換え食品——日本は世界最大の輸入国

遺伝子組み換え食品（ＧＭＯ：Genetically Modified Organism）とは、細菌やウイルスなど、ほかの生物のＤＮＡを使い、遺伝子的に操作して生産された作物のことです。たとえば、食品の生産性を高めるために、除草剤や害虫に対して耐性を持たせたり、腐りにくくしたりする目的で開発されたものをいいます。

遺伝子を強制操作した作物ということは、**自然界の摂理では絶対に存在しない食物ということ**です。そのため、さまざまな問題点が指摘され、現在では日本や世界60カ国を超える国で、その生産と販売の制限、禁止措置が実施されています。ただし、アメリカでは現在も承認されています。

遺伝子組み換え作物の代表的なものといえば、大豆とトウモロコシが挙げられます。学校の授業でも習ったように、日本は大豆やトウモロコシの世界最大輸入国。

その90％以上を輸入に頼っています。

たとえ普段の生活で遺伝子組み換えトウモロコシを食べなかったとしても、牛や豚など家畜の餌として輸入され、私たちはその肉を食している可能性があります。

腸内細菌に与える影響は？

遺伝子の組み換え方法は、大きく分けて2種類あります。ひとつは、食べると害虫の胃が破壊され死ぬように遺伝子が組み替えられたものです。これらは人の胃では、消化されるので安全といわれてきました。

しかし、**遺伝子操作によって作られたタンパク質が人の腸粘膜も破壊する**、という研究論文が発表され、その安全性が疑問視されています。

もうひとつは、除草剤に負けないような耐性を持たせた作物です。

大量に使われた除草剤は、作物に残留し、人の体内に入ります。それらは腸内細菌が作る酵素を阻害し、解毒作用や免疫力を低下させるのです。遺伝子組み換えについては、まだ研究段階のものが多いのですが、ここではあえて、**危険性は高いと**

いっておきます。無添加・無農薬の食材を使った食品がいかに大切かわかると思います。潰瘍性大腸炎の人は、日頃口にしている食品の成分表や遺伝子組み換えでないかどうかをチェックしてみてください。

遺伝子組み換え食品が原材料に使われていることが多い食品

畜産品	肉、卵、牛乳、乳製品など。
油	サラダ油、植物油、マーガリン、ショートニング、マヨネーズなど。
甘味料	コーンシロップ、ブドウ糖、果糖、みりんなど。
その他	醤油、コーンフレーク、醸造用アルコールなど。

上記の原材料が使用されていない商品もありますので、ぜひ探してそれらを優先的に使いましょう。

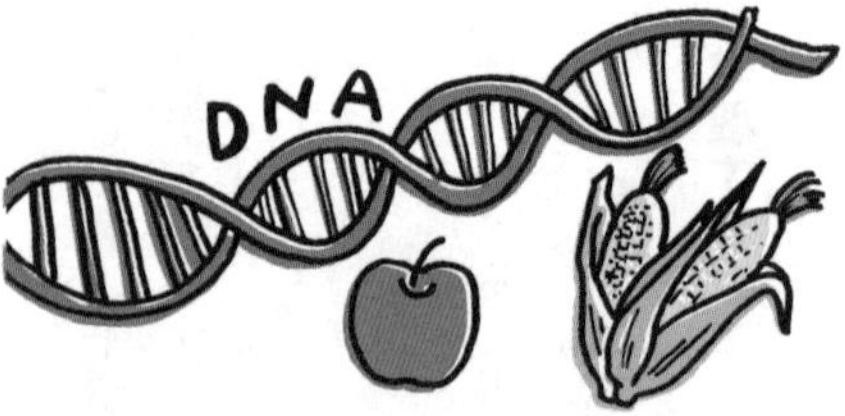

42 除菌スプレーや殺虫剤は必要な常在菌まで殺す

●地球上の一番の権力者は細菌

清潔好きな現代人は、除菌や消臭消毒、殺虫剤などを好んで使っていますが、実は、このような無菌を目指す生活は、人間の健康に悪影響を与えるだけです。

人は腸内に限らず、皮膚や口などの粘膜の中に、何百種類もの細菌を飼っています。細菌に心地よい棲み家を提供する代わりに、病原菌の侵入を防ぎ、健康を維持してもらっているのです。

そもそも地球上で一番大量に存在する生物は細菌です。動物の死骸は細菌によって分解され、植物を育てる栄養素になります。そして人間も動物も、それを食して生きています。

だから生物は細菌の存在がなければ、生きることができないわけです。地球は、細菌や微生物たちのおかげで成り立っているといって過言ではありません。

それにもかかわらず、除菌スプレーや殺虫剤を乱用して菌たちを攻撃しています。除菌を過度に行えば、腸内の常在菌が減り、病原菌が体内に侵入しやすくなります。さらに、**菌にむやみに除菌スプレーを噴きかけると、病原菌がその薬剤に対して耐性を持ちはじめます。**細菌は、短期間で耐性を持つことが可能なこともわかっています。

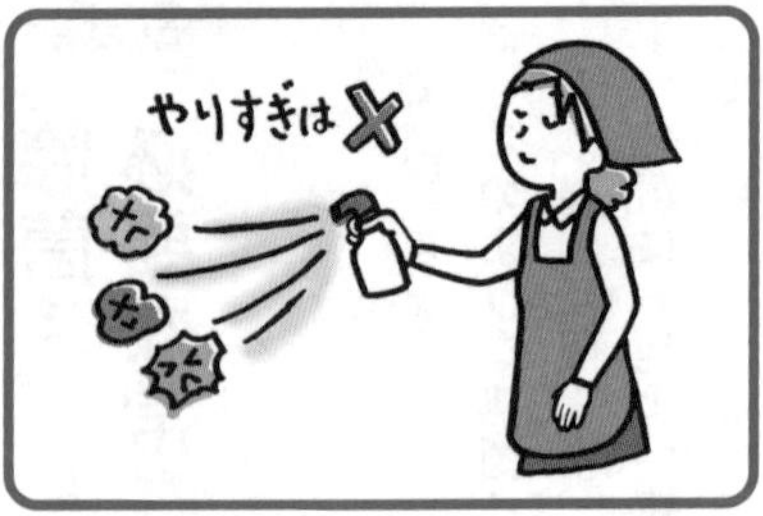

自分の菌を鍛える

昨今、さまざまなウイルスや病原菌が世間を騒がせていますが、今後も新たな病原菌が次々と出現していくことでしょう。しかし、人間の免疫機能は未知の病原菌への抗体を持たないため、すぐに排除することはできません。

そんなときに私たちを守ってくれるのは元気な腸内フローラなのです。それなのにやたらと除菌スプレーや殺虫剤を乱用するのは、考えものだと思いませんか？

43 万能薬ステロイドは腸にとっても万能なのか？

●ステロイドはストレスホルモン。アトピーはステロイド剤では治らない

ステロイドとは、「副腎皮質ホルモン」のこと。人は、ストレスを加えられると脳から副腎皮質を刺激するホルモンを分泌します。そして副腎皮質がコルチゾールというホルモンを放出します。このコルチゾールを人工的に作りだしたのが、いわゆる「ステロイド」です。ステロイドは、強力な抗炎症作用があり、免疫反応を弱体化させ、炎症を抑制する効果があります。

アトピー性皮膚炎の患者にステロイド薬を使うと一時的に炎症は鎮まり、症状が緩和したように見えます。ですが、ステロイドの抗炎症作用は、ほんの一時的なもの。**使い続けることで、本来の副腎皮質機能が弱まり、止めると以前よりひどいリバウンド症状を引き起こす恐れがあります。**しかも、壊滅的に腸内のバランスを崩すこともわかっています。使うほどに、状態が悪くなっていくのです。

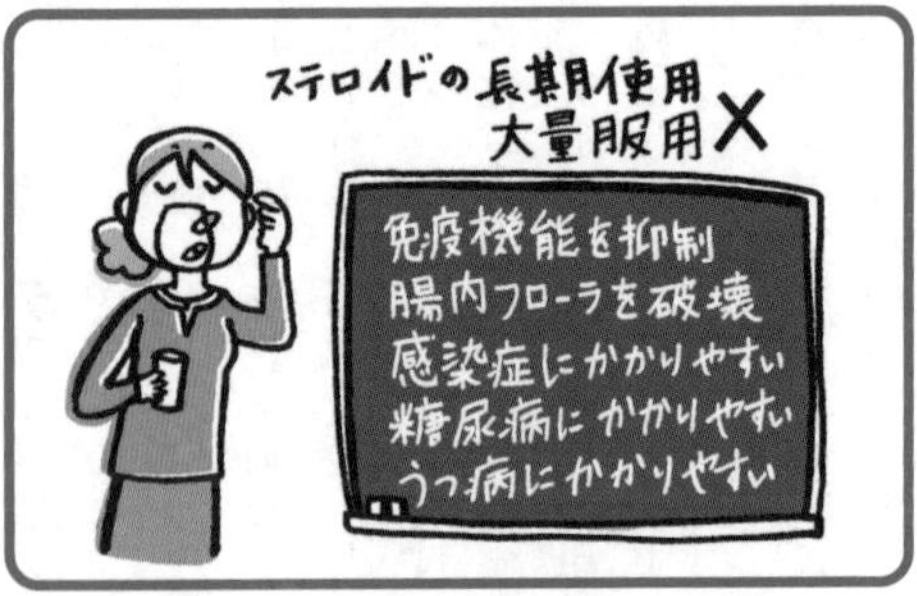
ステロイドの長期使用
大量服用✕
免疫機能を抑制
腸内フローラを破壊
感染症にかかりやすい
糖尿病にかかりやすい
うつ病にかかりやすい

アトピーで悩む人は、日常生活で大きなストレスを抱えていることが多く、それがアトピーの悪化につながっています。そのため、まずはストレスを緩和し、免疫を高めるために腸内バランスを整えることが重要です。

非ステロイド薬は腸壁をこわす

ステロイドと同じように恐ろしいのが**アスピリン**や**イブプロフェン**、**インドメタシン**など、風邪薬にもよく使用されている**非ステロイド薬**です。これらは体内の痛みや炎症の伝達機能を遮断して症状を緩和させる薬です。

しかし修復や治癒するための伝達機能をも同時に遮断させてしまいます。つまり、胃や腸に負担をかけ、腸壁に大きなダメージを与えることになってしまうのです。これらの薬にはグルテンが一緒に使われていることも多く、アレルギー過敏性を高める可能性があることも示唆されています。

44 自分にとって好相性の菌はどうやって見つける？

●ヒントは母親の生まれ故郷に！

味噌やしょうゆ、みりん、お酢、納豆やぬか漬けなどの発酵食品は、腸内フローラ活性のために、積極的に摂りたい食品です（101ページ参照）。

発酵食品とは、乳酸菌や納豆菌、カビなどの細菌たちが食材を食べて分解した食べ物のことで、独特のうまみや風味を楽しむことができます。

食品に細菌がたっぷり含まれているため、腸内細菌の餌になり、食品が腸内を通るだけでも、常在菌のフローラが活性化することがわかっています。しかも、加熱しても、その効果は変わりません。非常に優秀な食べ物です。

味噌や納豆、ぬか漬けなどの伝統的な日本の発酵食品は、日本人である私たちと相性がとてもいい。その理由は、私たちの腸内フローラのベースがほぼ1歳までに

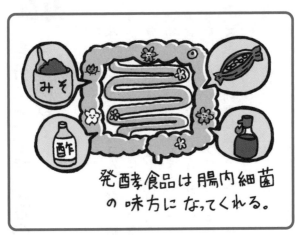

決まることからもいえます。

赤ちゃんは、出産過程や母乳を与えられることによって母親の常在菌を受け継いでくることはすでに説明しました。

つまり、私たちの持つほとんどの腸内フローラは、母親から受け継がれたものであり、母親の腸内フローラもまた、先祖から代々受け継がれてきたものです。

そうであれば、母親が昔よく食べていた土地の発酵食品や実家の保存食、地元の名産の発酵食品などを食べると、自分とぴったりの菌に出会えるかもしれません。

ただし、発酵食品は加工の段階で塩分を加えたものが多いので、塩分量に注意しながら食べましょう。

45 マッサージで腸はどれだけ活性するのか？

●簡単マッサージで腸内フローラを活性化

家でもオフィスでも、どこでも行える腸のマッサージは、腸内細菌の活動性を上げることができます。

やり方は、手のひらをおなかに当てて、時計回りにくるくるとさするだけ。10回程度を数回に分けて行いましょう。力を込めずに、優しくなでるのがコツです。毎日行えば便秘が解消され、健康や美容にもとてもいい効果が表れるでしょう。

さらに、マッサージは温めながら行うと効果が上がります。人は体温の高いほうが免疫力も上がります。免疫細胞の60～80％が集まる腸を温めれば、効率よく免疫機能を活性化することができるのです。

腸内細菌が活動するベストな温度は37度です。普段、シャワーだけですませてしまう人は、ぬるめのお湯にじっくりと浸かりながら、腸を温める習慣を持ちましょう。普段の服装も、腸を冷やさないような工夫を心がけることが大切です。

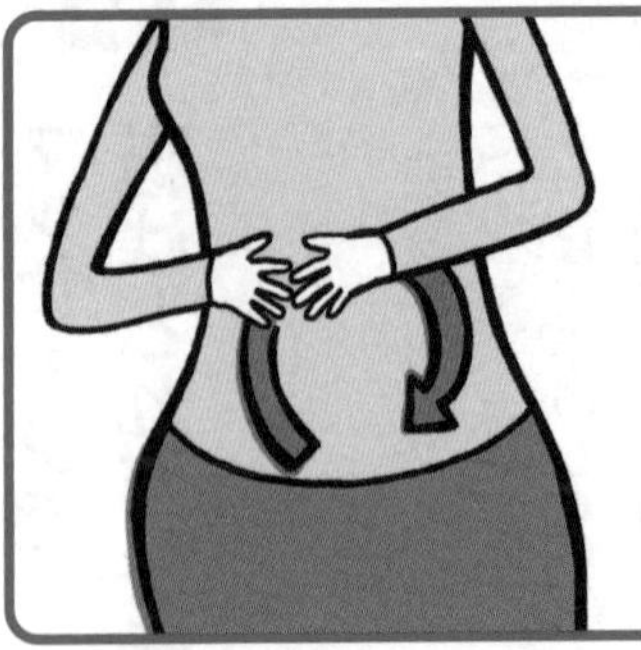

おなかに手のひらを当てて、時計回りに10回程度、数回に分けて優しくさする。毎日行うと、腸内フローラは活発になる。

運動やストレッチも習慣に

現代人は慢性的な運動不足に陥っています。生活が便利になり、日常で動くことが少なくなったことや、デスクワークで一日中同じ姿勢で座りっぱなしの人が増えたことが原因に考えられます。

腸は動くことで刺激され、活動的になるのです。会社まで一駅歩いてみる、早歩きをする、大きく手を振ってみるなど、少しでも体を動かすよう意識しましょう。

また、座っているときはときどきウエストをひねるストレッチをすると、腸のぜん動などを活動発にすることにつながります。

46 7色のレインボーカラーの野菜が腸内を守り、命を守る

●老化を食い止め、がん細胞増加を防ぐカギ「フィトケミカル」

活性酸素は腸内細菌のバランスを崩し、免疫力を低下させます。老化やがんの原因にもなる物質です。活性酸素が、いかに腸にとって悪い存在かは116ページで説明しました。紫外線や大気汚染、化学物質など、私たちの暮らしの身近なところに、数えきれないほど活性酸素を発生させる要因があるのが現実です。

このような環境から腸を守り、若々しく健康に生きていくためには、**抗酸化力の高い「フィトケミカル」を含む食品をたっぷり食べることがカギとなります。**

フィトケミカルとは、野菜や果物などの植物が、紫外線や昆虫などの外敵から身を守るために、作りだされる植物中に存在する天然の化学物質のこと。色や香り、苦み、アクなどの特徴があり、現在発見されているだけでも1500種類以上ありま す。さらに今後研究が進めば、1万種類以上見つかるのでは、ともいわれるほどで

代表的なフィトケミカル

ポリフェノール	赤ワイン、ブドウ、ブルーベリー、カカオなど。
サポニン	大豆、インゲン豆、ニンニク、タマネギなど。
イオウ化合物	キャベツ、カリフラワー、わさび、大根など。
カロチノイド	ニンジン、トマト、柿、スイカ、カボチャなど。
テルペン	レモン、カボス、ハーブ類など。

す。強い抗酸化作用と抗菌作用があり、活性酸素を除去し、免疫機能を整えて腸を守ってくれる心強い味方です。

たとえば、にんじんのカロテンやブドウのポリフェノール、緑茶のカテキンもフィトケミカルです。

食材の色味を参考に「赤・橙・黄・緑・紫・黒・白」と7色を目安に食べれば、バランスよく摂取することができます。

フィトケミカルは、野菜や果物の皮や茎《くき》の部分に豊富なので、自宅で調理する際はできるだけ丸ごと使うのがポイント。

毎日7色食べるのは難しいかもしれません。まずは1週間の間に、いろいろな色のフィトケミカルを摂取するといいでしょう。

47 避妊薬ピルは幸せホルモンを阻害して不安を引き起こす

●ピルを長期的に服用するのはリスキー

女性特有のがんの予防や避妊、ホルモンバランスを整えることを目的にピルを服用している女性が年々増えています。

ピルは、毎日服用しなければならない薬であり、合成ホルモン剤であり、多かれ少なかれ健康に悪影響を及ぼす薬です。もちろん腸内フローラにもダメージを与えることになります。

そして長期的なピル服用の影響としては、甲状腺ホルモン減少、ビタミンやミネラル・抗酸化物質の減少、インスリン耐性、酸化ストレスの増加などの副作用があげられています。

ピルを服用している女性に、消化器系の疾患を抱えている人が見られます。

これについては、まだ明確な因果関係は解明されてはいませんが、ピルによって

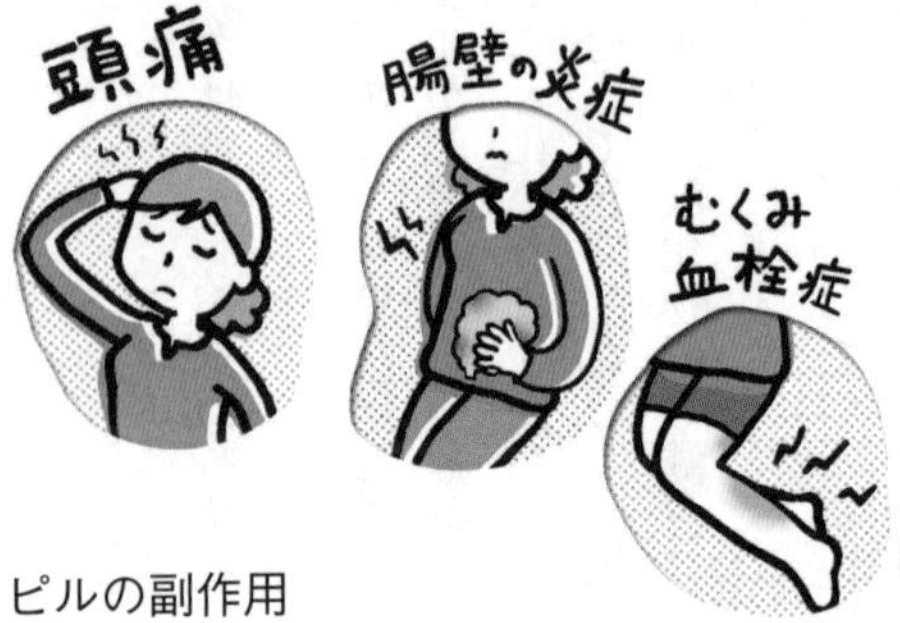

ピルの副作用

大腸や小腸の腸壁に炎症が引き起こされることが原因だとも考えられます。

実際に、ピルは炎症性の腸の疾患やクローン病のリスクを高めることがわかっています。

幸せホルモンが減少する？

ピルの副作用には、ほかに気分障害や不安障害があげられます。これは、ピルが破壊するビタミンB_6が大きく関係していると思われます。ビタミンB_6は、脳や心の健康を保ってくれる幸せホルモンのセロトニンや抗ストレス作用のあるアミノ酸「GABA」を作りだしてくれる大切なビタミンです。

ピルのほかにも避妊法には、コンドームの使用や排卵日を把握することなど、いくつかあります。ピルの長所と短所をきちんと知ることが大切ですね。

48 白澤先生おすすめのサプリメントは？

●話題の乳酸菌サプリメントってどうなの？

昨今、乳酸菌入りのサプリメントが人気を集めています。健康や美容のために腸内バランスを整えよう、という意識が広がっているのでしょう。

ギュッと乳酸菌が凝縮しているサプリメントは、一見、ヨーグルトよりも腸内細菌によさそうな気がします。しかし、**サプリメントの乳酸菌は、フリーズドライ加工をされている物が多く、生きているといっても仮死状態です**。腸内でうまく再生され、働く可能性はとても低いといえるでしょう。菌は生き物です。やはり**ナマの食物から摂るのが一番**です。

とはいっても、サプリメントを摂ることに意味がないわけではありません。サプリメントだけに頼らず、栄養のある食事を補助する目的で摂ることが大切です。

腸内細菌にいい働きをしてくれるおすすめサプリメントを3つご紹介しましょう。

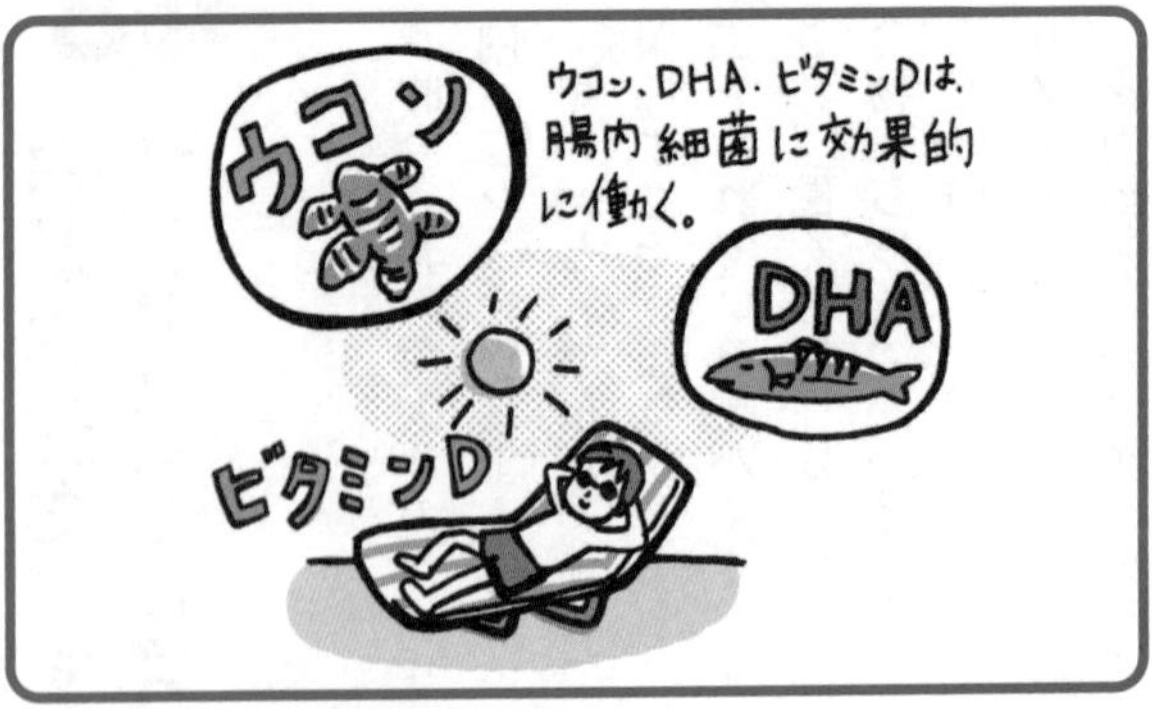
ウコン、DHA、ビタミンDは、
腸内細菌に効果的
に働く。
ウコン
DHA
ビタミンD

3大サプリメントを飲もう

①「ウコン」。ウコンに含まれるクルクミンは、機能性の悪い腸内細菌が作りだす毒素を分解する肝機能を強化します。さらに、腸内環境を整え、免疫力を上げる効果があります。

②「DHA」。DHAは魚の脂に含まれる脂肪酸です。戦後、日本人に大腸がん患者が急増したのは、魚を食べなくなったことが考えられます。DHAは、腸の粘膜の炎症を抑え、がん細胞の発生を予防する働きがあります。

③「ビタミンD」。肌が日光の紫外線に触れたときに作られるビタミンDは、活性酸素から神経細胞を守り、脳の働きを助け、腸粘膜を整えてくれます。

ぜひ、参考にしてください。

49 食事で大切なのは？ 朝？ 昼？ 夜？

●腸のために体内リズムを整えよう

一日は24時間。でも私たちの体内の時計は、これより長くなったり短くなったり、人によってバラバラです。だからこそ意識的に整える必要があります。

腸の働きは自律神経と連動しています。自律神経には、体を活動的にする交感神経とリラックスさせる副交感神経があり、バランスが整うことで体内のリズム時計も整えることができるのです。

まずは、**朝起きて太陽の光を浴びましょう**。それだけで、体内時計を正しくリセットすることができます。

光を浴びて、体内時計をリセットしたら、腸のために朝食を摂りましょう。

「朝は忙しいから、朝食を摂らない」という人は多いのですが、腸のために一番大切な食事は、朝食です。朝は、一日のうちで腸のぜん動運動が最も盛んになる時間

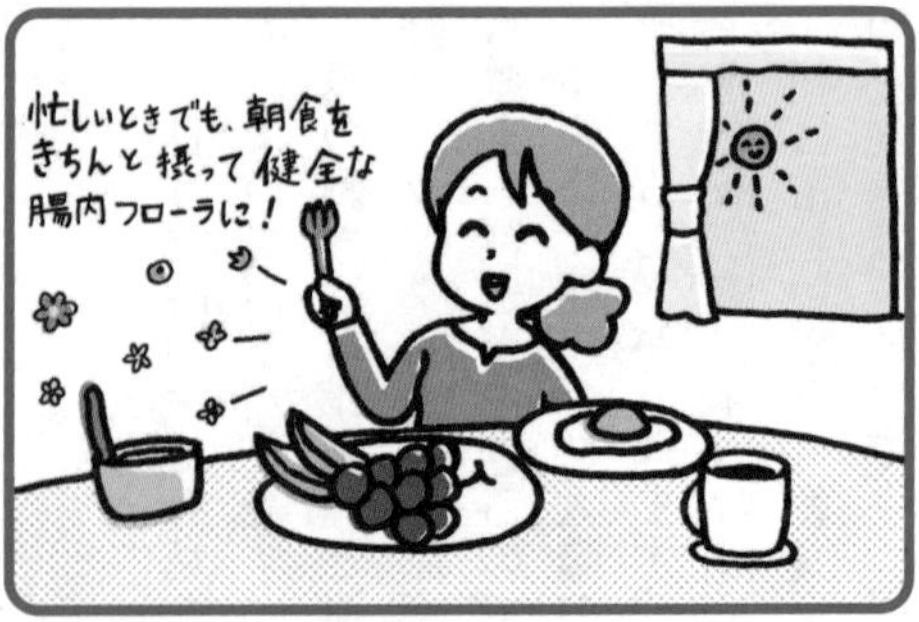
忙しいときでも、朝食をきちんと摂って健全な腸内フローラに！

帯です。朝食を食べることでスムーズな排便を促すことができます。そして朝食を摂ることは、正しい腸の消化サイクルを作ることにもなります。

朝、昼、夜と4～6時間ほどの間隔で、決まった時間に食事を摂ってください。消化と排便のリズムを整え、全身の機能を正常にすることができます。

睡眠も大切

腸は、副交感神経が優位になったときに活発に働く唯一の器官です。私たちが寝ているときに、ビタミン生成や免疫力増強、活性酸素やがん細胞と必死で闘ってくれているのです。**そんな腸のために私たちができることは、質のいい睡眠をとること。**そのために、寝る直前に食事をしない、パソコンやスマホなどのまぶしい光を見ないなど、副交感神経を優位にするリラックスを心がけましょう。

50 下痢が続くけど大丈夫？重大な病気が潜んでいない？

●下痢はなぜ起こるか？　遺伝子パワーで守られる腸内細菌

私たちは、母や先祖、生まれた土地から菌を受け継ぎ、およそ1歳までに腸内フローラのベースである常在菌が決まるとお話ししました（127ページ参照）。

しかし、おなかをこわし、ひどい下痢をしたときはどうでしょうか？

腸内の常在フローラも一緒に外に出ていってしまいそうですよね。

下痢とは、消化の悪いものを食べたり、消化不良を起こしたりして腸のぜん動運動が正常に機能せず、便が水状になったものです。

このとき腸内では、大腸菌やブドウ球菌などの腐敗菌が優位になっています。

しかし、ベースの腸内細菌は一生変わることがありません。それは、どんなにおなかをこわしても、です。腸内細菌は、下痢となり食べ物と一緒にすべてが流れていってしまわないように、一部の細菌は、遺伝子パワーに守ってもらっているのです。どういうことかというと、腸の内側には、ネバネバとした薄い粘液層があります。腸の中で遺伝子から選ばれたフローラは、免疫抗体によって、この粘液層に隠れることが許されます。これは遺伝子によって選ばれた菌たちの特権。このパワーによって機能性の悪い腸内細菌の増加も抑制されるようになります。

フローラを整えて慢性的な下痢を改善しよう

おなかをこわしているときに恐ろしいのは、脱水症状です。そのため、まずは水分を摂ることが大切です。

その後、少量の食べ物を数回に分けて食べるようにしてください。ニンジンやネギなどの野菜がたっぷり入った温かいお味噌汁を食べるのがいいでしょう。少しずつ、腸内フローラを整えるようにしましょう。

ただし、長期にわたって下痢が続く場合は別の原因が考えられます。その場合は、病院での診察を受けるようにしてください。

腸内細菌の隠れ家になる粘液層

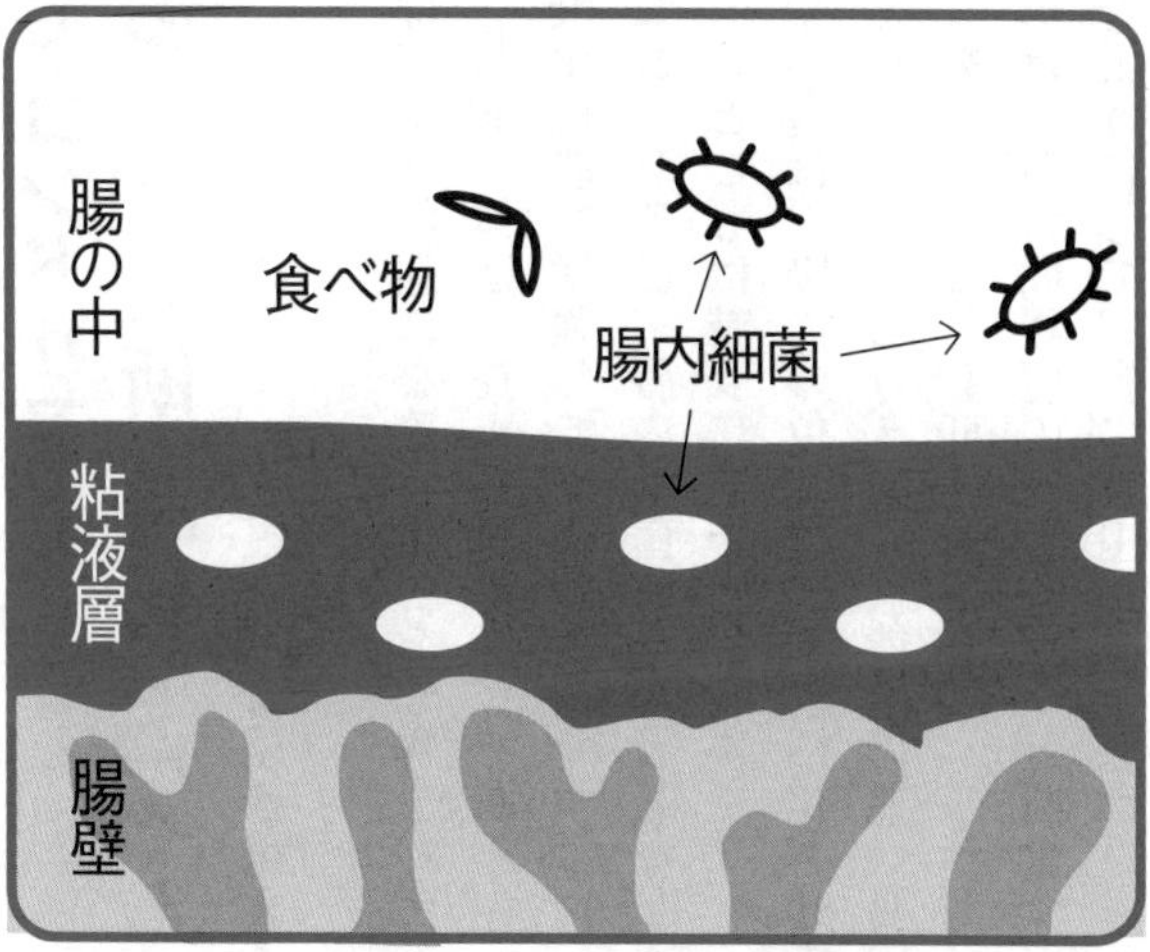

遺伝子によって選ばれている菌は粘液層に隠れられるため、たとえ下痢になってもすべてが流れ出てしまうことはない。そうでない菌は免疫機能によって粘液層に阻まれるため、体内に留まりにくい。

51 ミトコンドリアは「ちょこっと断食」でぐんぐん活性化する！

●長寿遺伝子が増える！　季節の変わり目のプチ断食

人間は、飢餓状態になると脂肪を分解し、ケトン体という特別な化合物を作りだします。ケトン体は、長寿細胞の器官であるミトコンドリアを増やし、脳細胞の成長や抗酸化機能を増強してくれる物質です。

ミトコンドリアは、腸内細菌の一部。若々しく元気な体作りをサポートしてくれますが、歳とともに減少してしまいます。

断食や小食は、腸内の免疫機能を活性化させて、免疫細胞のミトコンドリアを増加させることができるうえに、機能性の悪い腸内細菌を減少させ、腸内フローラのバランスを整えることも可能です。

はじめは、24時間程度の「ちょこっと断食」がいいでしょう。その間、水をたくさん飲むようにして、胃に負担をかけるカフェインは摂らないようにします。

季節の変わり目などに定期的に行うのがおすすめです。

おなかが「ぐぅー」となったら腸内で免疫機能が活性されている合図です。胃腸が激しく動き、胃や腸を掃除してくれていると思えば、空腹感も心地よいものになるはずです。

「健康には腹八分目」とよくいいます。普段の生活でも「ぐぅー」となる時間を持つよう小食を心がけることも、長寿と腸内の健康に効果的です。

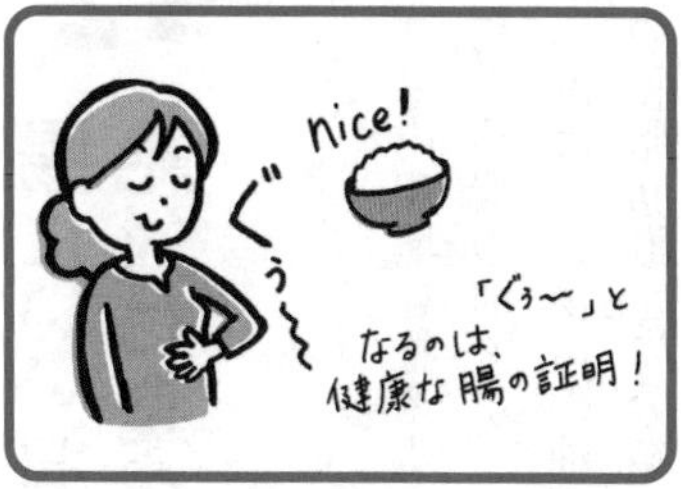
nice!
ぐぅ〜〜
「ぐぅ〜」と
なるのは、
健康な腸の証明！

繊維たっぷりのスムージーを賢く使おう

野菜や果物がたっぷりと入ったスムージーは、ジュースと違い、繊維質が残っているために腸内細菌が喜ぶごはんとなります。そしてビタミンやミネラル、話題のフィトケミカル（131ページ参照）も手軽に効率よく摂取できます。胃に負担をかけにくいため、「ちょこっと断食」や小腹がすいたとき、胃腸の疲れを感じたときにもおすすめです。

52 腸にいい油、絶対に食べてはいけない油

●良質な油を摂る習慣を！

腸内環境を整えるために、どのような油を摂ればいいかといえば、ズバリ、不飽和脂肪酸の油です。

油は、動物性の油脂に含まれる「飽和脂肪酸」と、植物性の油脂に含まれる「不飽和脂肪酸」に分類されます。

腸内環境をよくすることにより、高血圧や動脈硬化の予防、アトピーや生理痛の改善効果が期待できるこの不飽和脂肪酸は、さらにオメガ3系、オメガ6系、オメガ9系脂肪酸に分類できます。それぞれの効能について解説しましょう。

まず、青魚、亜麻仁油やエゴマ油、くるみ、豆類などに含まれている「オメガ3系脂肪酸」は、中性脂肪やコレステロールを下げるなどの働きにより、ダイエット効果や美肌効果が得られます。さらに、脳機能を高め、腸の炎症、がん、アレルギ

脂肪の種類

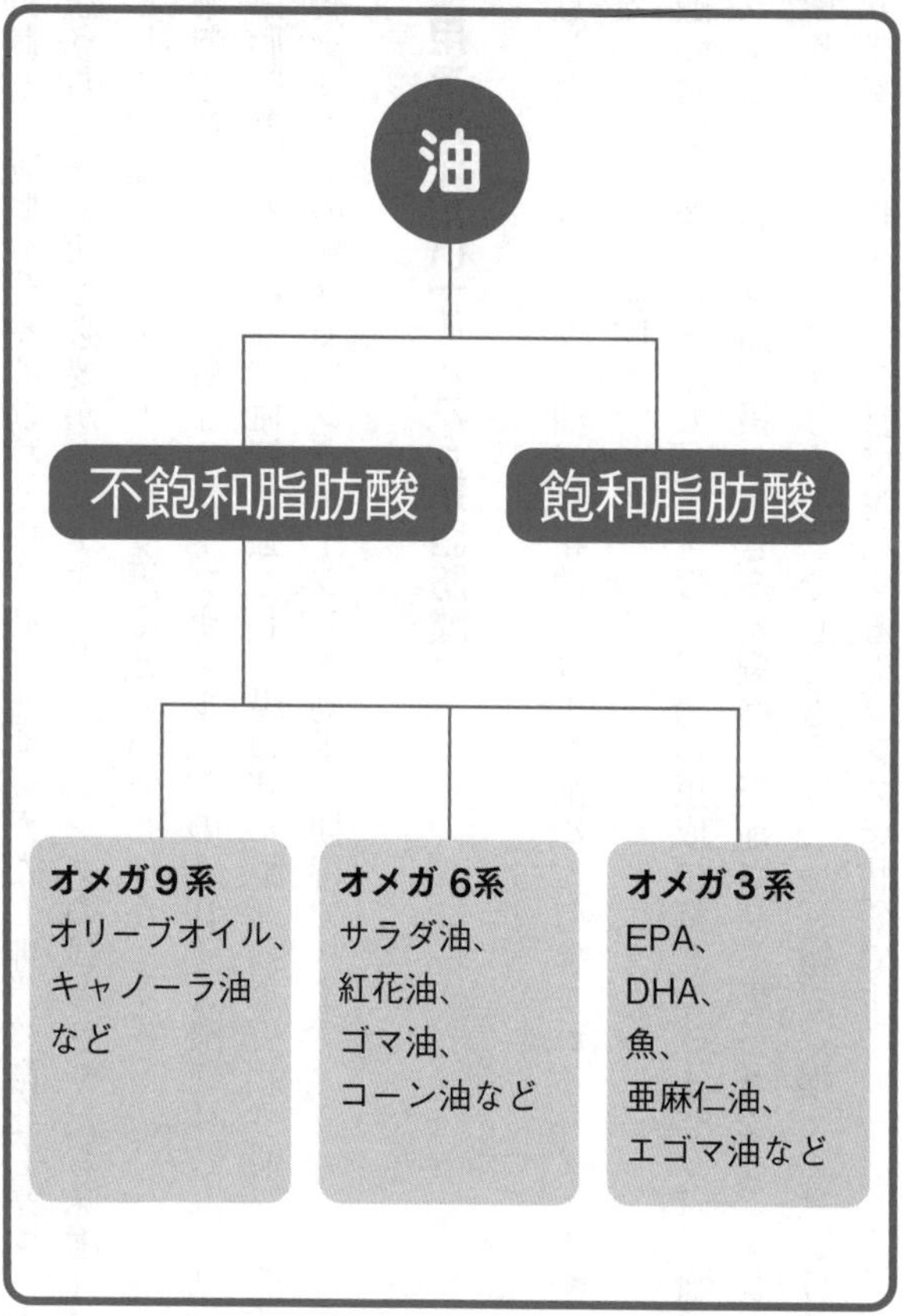
油
不飽和脂肪酸
飽和脂肪酸
オメガ9系
オリーブオイル、
キャノーラ油
など
オメガ6系
サラダ油、
紅花油、
ゴマ油、
コーン油など
オメガ3系
EPA、
DHA、
魚、
亜麻仁油、
エゴマ油など

ーを抑制し、動脈硬化や心筋梗塞を予防します。ただし非常に酸化しやすいため、新鮮なうちに使い切る必要があります。ドレッシングの代わりや、お味噌汁に垂らすなどして、毎日スプーン1杯程度摂るといいでしょう。

加熱料理に使うなら良質なオリーブオイルなどのオレイン酸を。これらは「オメガ9系脂肪酸」と呼ばれ、血管を強くし、腸のぜん動運動を促して便秘を改善します。ビタミンEの働きでアンチエイジング効果も期待できます。

使用を抑えたい「オメガ6系脂肪酸」

注意したいのは、サラダ油、紅花油、コーン油などに含まれるリノール酸を代表とする「オメガ6系脂肪酸」です。

普通の食事に多く含まれていますので、過剰摂取に気をつけましょう。血液をサラサラにしてくれる反面、摂りすぎると細胞を炎症させる燃料となり、アレルギーや心臓疾患のリスクが高まります。そしてもうひとつ、絶対に摂ってはいけない油があります。それが次の項目で説明するトランス脂肪酸です。

53 トランス脂肪酸は、まるで食べるプラスチックの人工的な食品

●たとえ美味しくても腸には負担

マーガリンやショートニングなど、植物性の油を原料にした食用の油は、日常のいたるところで使われています。スナック菓子やケーキ、フライドポテト、カップ麺や菓子パンなど、どれもカロリーは気になりますが、美味しそうなものばかり。しかし、マーガリンやショートニングには、トランス脂肪酸という、腸にとって悪影響を及ぼす物質が含まれています。

トランス脂肪酸は非常に分解されにくい性質で、腸に大きな負担をかけます。人工的に作られたトランス脂肪酸は、体内で消化されず、「食べるプラスチック」とも呼ばれてしまうほど危険なのです。工業的に生産されたトランス脂肪酸は、焼き菓子や揚げ物、スナック菓子など、特定の食用油や脂肪に使用されています。

食品中のトランス脂肪酸は、世界中で毎年50万人以上の死亡の原因となっている

と推定されており、そのほとんどが低所得国と中所得国で発生しています。

アメリカ食品医薬品局（ＦＤＡ）では、２０１５年の時点で、３年以内に食品への添加を廃止すると宣言され、現在アメリカ国内では流通していません。しかし、日本では、依然として多くの食品に使われている事実があります。

また、トランス脂肪酸は心臓へ悪影響を与えることも指摘されています。トランス脂肪酸は心疾患につながるＬＤＬコレステロールを増やし、ＨＤＬコレステロールを減らしてしまう作用があるのです。

腸のパートナーである脳にも悪影響が！

トランス脂肪酸は、脳に対しても大きな危険性を抱えています。

脳の情報伝達に関わる神経細胞には、オメガ3系脂肪酸という物質が必要なのですが、もしオメガ3系脂肪酸が不足してしまうと、トランス脂肪酸がその分を補おうとして働き、結果としてアルツハイマー病やうつの原因になるというのです。

なお、オメガ3系脂肪酸は、亜麻仁油、エゴマ油や青い背の魚に多く含まれています。日頃からいい油を選ぶよう心がけてください。脳と腸は深い関係にあります。片方の機能が低下すれば、もう片方にも深刻な影響があるのです。

世界のトランス脂肪酸の取り組み

含有量の規制処置を実施している国

デンマーク、スイス、
オーストリア、カナダ、スイス、
シンガポール、アメリカ

含有量の表示を義務付けしている国

韓国、中国、台湾、香港

自主的に提言措置をしている国

EU、英国、フランス、
オーストラリア、
ニュージーランド

参考：農林水産省「トランス脂肪酸に関する各国・地域の取り組み」(2016,1)

54 人工甘味料はカロリーがないから健康に影響はないというのは本当か？

●人工甘味料の腸内環境を変えてしまう危険性

世に出回っているダイエット食品の中には、人工甘味料が多く使われています。

では、このカロリーの少ない人工甘味料は、果たして腸内フローラの味方になってくれるのでしょうか？

実は、人工甘味料は腸内細菌の環境にとってあまりいいとはいえません。

そもそも人工甘味料にカロリーがないといわれているのは、**人間の体は人工甘味料を消化できないから**です。しかし、たとえ人体に直接吸収されないものだとしても、腸内細菌には大きな影響を与えてしまいます。

ある研究によると、マウスの腸内フローラが人工甘味料の摂取によって大きく変化することが認められています。腸内細菌において、ある細菌の偏った増減を促す

砂糖の代替品として使われる主な甘味料

サッカリン：甘さは砂糖の500倍

ステビア：甘さは砂糖の約250 ～ 300倍

アスパルテーム：甘さは砂糖の約200倍

アセスルファムカリウム：甘さは砂糖の約200倍

キシリトール：甘さは砂糖の約0.6倍

ソルビトール：甘さは砂糖の約0.6倍

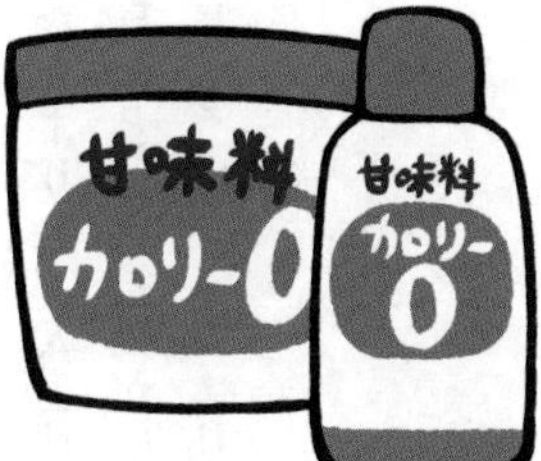

といった結果が報告されています。

なお、人を対象にした調査では、砂糖入りの飲料を摂取した人よりも、人工甘味料入りの飲料を摂取した人のほうが、糖尿病の発生率が倍も高いという結果が出ています。**人工甘味料を摂った場合も、糖分を摂った場合と同じように、インスリン分泌率が上昇するというのです。**

脳が麻痺して満腹感がなくなる

人工甘味料は糖分とは異なります。しかし、甘味を得たという感覚は強く得られます。すると血糖値をコントロールするインスリンのほか、脳に満腹感を知らせるレプチンというホルモンが脂肪細胞から分泌されます。

これらの物質が過剰に出ると、脳が麻痺状態になってしまい、満腹感が得られにくくなります。すると、ほかの食物から糖分を摂取しても、満腹だと感じにくくなってしまうわけです。**低カロリーだからといって、人工甘味料に頼りすぎるのは好ましくありません。**

55 事実、抗生物質を頻繁に使うとがんになりやすくなる

●風邪を引いたときの抗生物質は危ない？

　抗生物質は、体内で目的の病原菌だけをピンポイントで攻撃できるわけではないため、腸内細菌の多様性を失わせ、腸内細菌に多大な悪影響を与えます。ですから抗生物質との正しい付き合い方を知っておきましょう。たとえば風邪を引いた場合、多くの患者さんが医師に抗生物質を要求するという話を聞きます。でも、それは大きな間違いといえます。

　感染症の病原体には、ウイルスと細菌の2種類があります。そして感染症で一番多い風邪はウイルス性疾患です。でも抗生物質は、そもそも細菌と闘うための治療薬です。だから**抗生物質は風邪のウイルスにはほとんど効果がない**のです。ただし、肺炎や重症の細菌性髄膜炎に対しては、抗生物質の治療が欠かせません。

風邪で抗生物質を処方する医師は、それらの予防が目的なのでしょう。

そうしたリスクがない風邪なのに抗生物質を服用すれば、腸内細菌の多様性を失い、腸管のバリア機能が破壊されます。体の免疫力を支えているのは腸ですから、そのバランスが崩れてしまうと免疫力が弱まり、逆に風邪が悪化してしまうこともあり得ます。まさしく本末転倒の結果です。

抗生物質は、がんのリスクを増やす!?

米国医師会は、抗生物質によって、がんのリスクが高まる恐れがあるという驚くべき研究結果を発表しています。

これは抗生物質が直接、どこかの部位にがんを発生させてしまうという研究ではありません。ただ、強力な抗生物質を多用することによって腸内環境が悪化することと、がんの発症リスクに関係があるのではないかと考えられるというものです。

抗生物質の使用は、ほかに、ＡＤＨＤ、ぜん息、糖尿病などのリスクを高めるともいわれています。

抗生物質の投与による乳がんのリスク

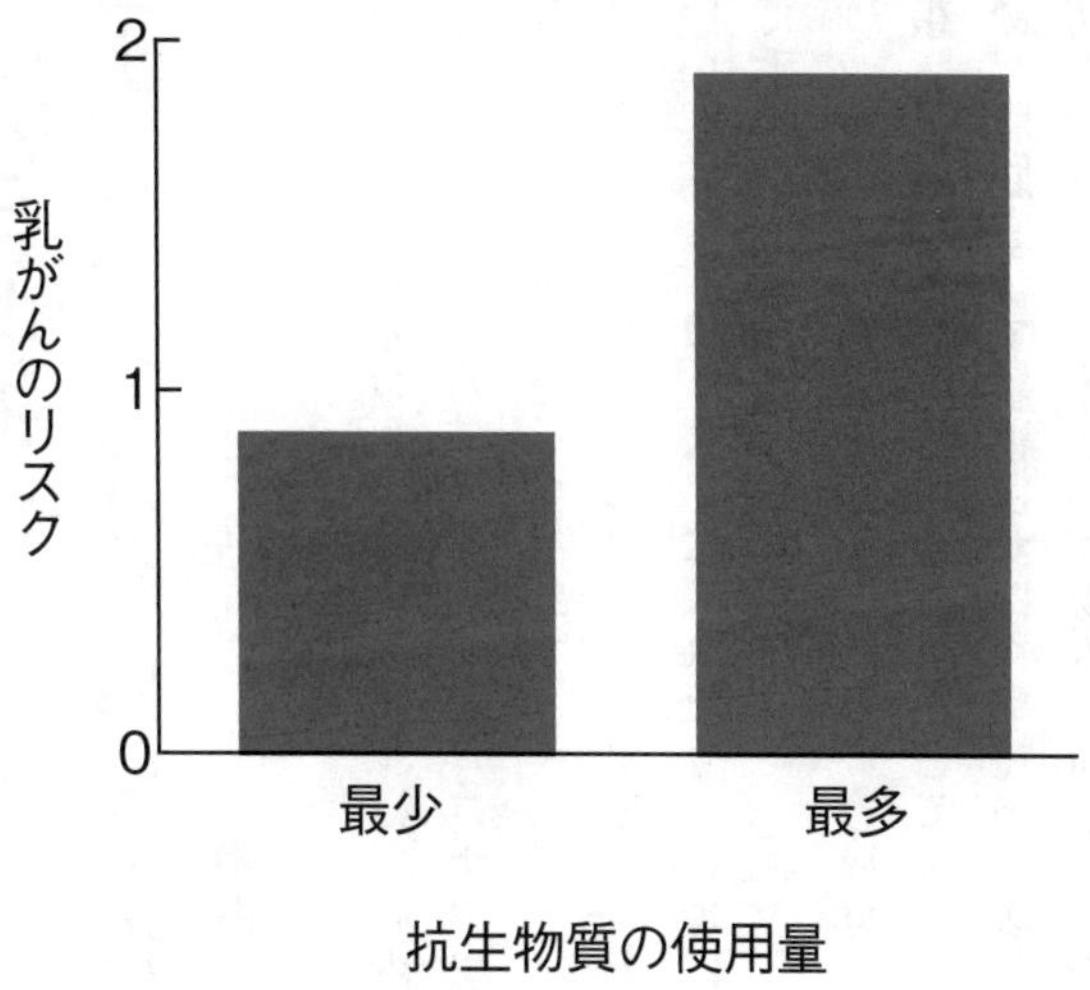

出典：JAMA　Antibiotic Use in Relation to the Risk of Breast Cancer　2004

56

ケトンでやせる！ココナッツオイルは腸内の救世主！

●健康成分がたっぷり含まれている

ココヤシから作られるココナッツオイルは、腸内フローラを改善する助けになります。とくに、精製をする前のバージンココナッツオイルは健康効果が高いため、毎日の食生活にぜひ加えたい食品です。

毎日、スプーン大さじ1杯のココナッツオイルを摂るといいでしょう。そのまま飲んでもいいですし、コーヒーに入れたり、料理に使ったりすると、さらに美味しく、そして手軽に摂取できます。

ココナッツオイルには、中鎖脂肪酸という成分が多く含まれています。

この中鎖脂肪酸は、体内への吸収率がとても高く、エネルギーとしてすぐに使用されるため、脂肪として蓄積されにくい特徴があります。

中鎖脂肪酸は、ケトン体という物質と同様、体のエネルギー源になる物質に分解

エネルギーを作る回路

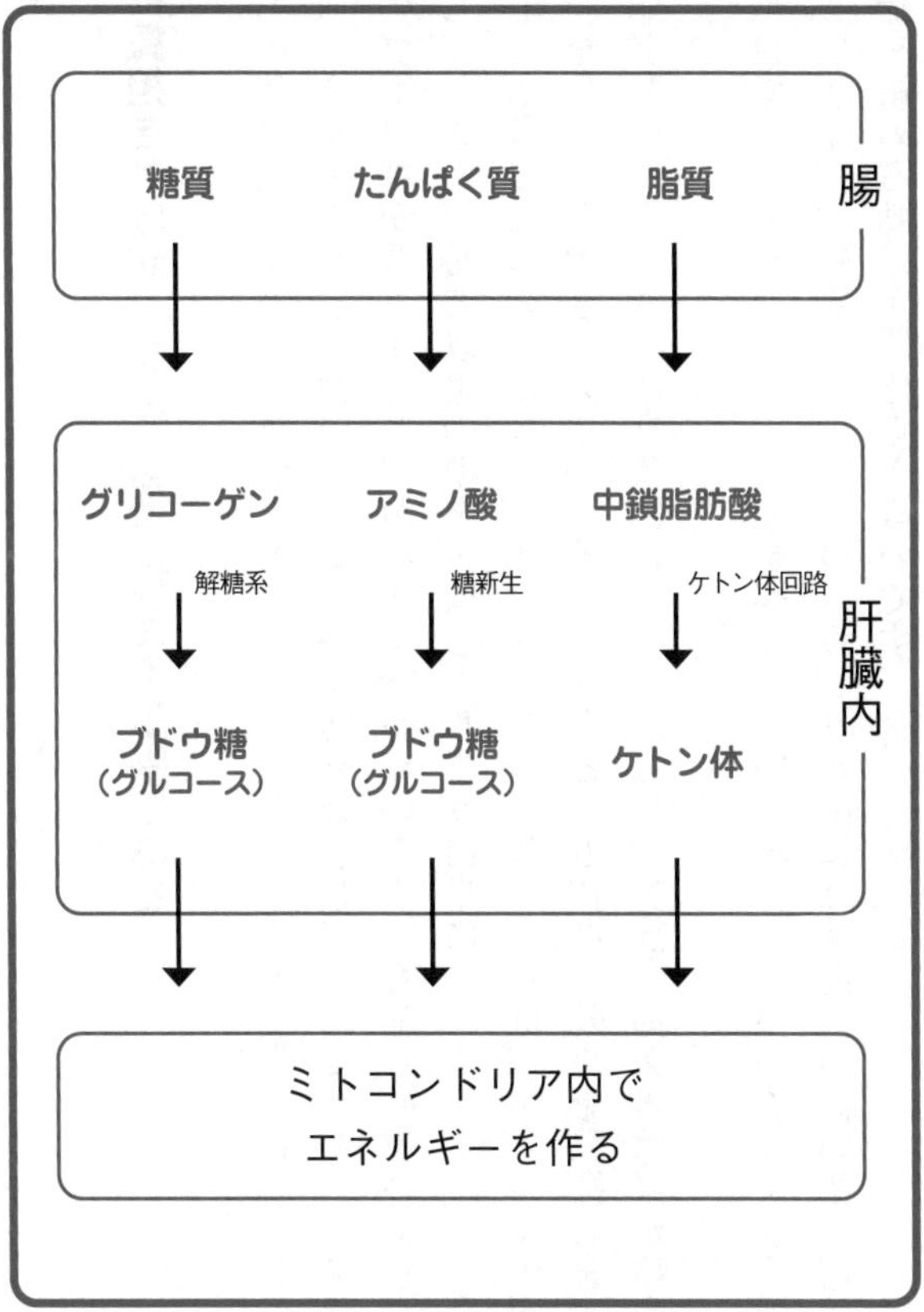
糖質
たんぱく質
脂質
腸
グリコーゲン
アミノ酸
中鎖脂肪酸
解糖系
糖新生
ケトン体回路
肝臓内
ブドウ糖（グルコース）
ブドウ糖（グルコース）
ケトン体
ミトコンドリア内でエネルギーを作る

されます。

腸に負担をかけず、腸の炎症を抑える効果もある

私たちの体は白米やパン、麺類などの糖質を摂取することで生まれるブドウ糖を優先的にエネルギーとして使い、なかなか脂肪を分解してくれません。おまけに、血液中のブドウ糖が低下すると、おなかが空いていなくても脳が勘違いをして食欲を要求してしまい、必要以上の糖を摂取してしまう結果に。

しかし、もうひとつのエネルギー源であるケトン体であれば、エネルギー源として体脂肪を分解する働きがあり、ダイエットなどにも抜群の効果を発揮します。

中鎖脂肪酸は、短鎖脂肪酸を代謝によって産生し、炎症を抑える効果が報告されています。

腸の粘膜で悪玉菌が増殖し、炎症を起こしている場合、腸の機能は大きく損なわれてしまいます。中鎖脂肪酸のひとつ、カプリル酸には機能性の低い菌の増殖を抑えて炎症を鎮める効果が期待できるのです。

57 心身を健康にする食事のカギ！「ケトン体」

●「ケトン体」について知っておくと、すごく得する！

認知症を予防するうえに、活性酸素を除去することで、がん、動脈硬化、脳梗塞、心筋梗塞など、老化とともに高くなる病気のリスクを減らしてくれるエネルギーとして注目を集めているのが「ケトン体」です。ケトン体は、次のような効果をもたらしてくれると知れば、誰もがこれを活用したく思うでしょう。

・スタミナを強化し、疲れ知らずの肉体を作ってくれる
・集中力を高め、仕事などの成果を上げてくれる
・イライラが少なくなり、日々のストレスを軽減してくれる
・過度な食欲を抑え、ダイエットにも効果的！

こんなにも「いいことずくめ」であるエネルギー源こそが「ケトン体」なのです。
そして私たちは誰しもが持っている体のシステムを利用することで、その効果を味わうことができます。一体それは、どういうことなのでしょうか？

「暴食」を止めれば、誰でもこのエネルギーを活用できる

「ケトン体」は、私たちが体の中にある脂肪から作りだすエネルギー源です。

しかしながら通常は、このケトン体は活用されません。なぜなら私たちは普段、基本エネルギーとして、ブドウ糖を活用しているからです。

ブドウ糖とはご存じのように、多くが「糖質」によって作られるエネルギー源です。ご飯、パン、麺類、お菓子など、あらゆる糖質は消化によってブドウ糖に変換され、体を動かすために使われます。余った糖質はグリコーゲンとして肝臓に溜められ、さらに余ったものは脂肪や中性脂肪として蓄積されます。

つまり余ってしまうくらい、私たちは普段、糖質を摂りすぎているから、ケトン体が作られないわけです。**糖質の摂取量を適正なだけに戻し、体内に溜まった脂肪がケトン体になるように促せば、誰もが多くの恩恵にあずかれます。**同時に余計な脂肪もどんどん減っていきますから、効果は計り知れないのです。

58 お酒、ビール、ワインは腸内の敵？

●ビールは腸内フローラにはよくない

お酒が腸内フローラに対してどう影響するか、という点で考えれば、アルコールの類は、**基本的に飲まないほうがいいでしょう。**

なぜならば、アルコールは強い刺激物であるため、腸壁に少なからずダメージを与えてしまうからです。飲みすぎれば腸壁が炎症を起こし、腸内細菌に悪影響を及ぼしてしまいます。

ビールには、麦の成分が大量に含まれています。ところが**人体が一度に消化できる麦の成分はそれほど多くない**ため、飲みすぎるとそれを吸収しきれず、腸壁に悪い刺激を与えてしまうといわれています。

ビールを飲んだ翌朝、おなかの調子が悪いというなら、それは腸からのＳＯＳかもしれません。

腸にOKなのは適量の赤ワイン

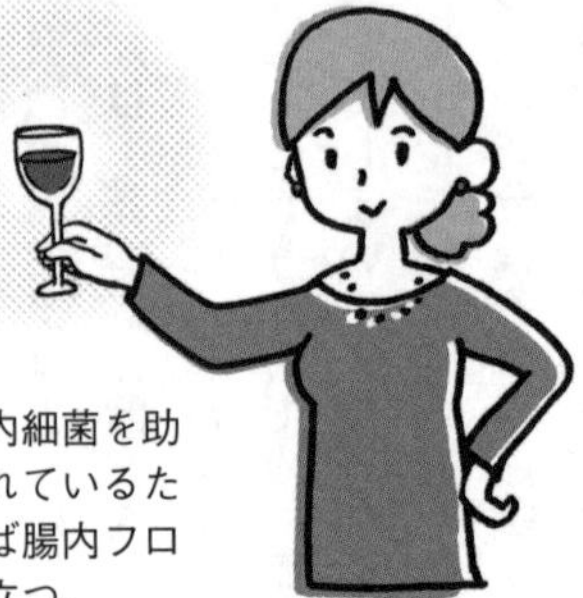

赤ワインには腸内細菌を助ける成分が含まれているため、適量であれば腸内フローラの改善に役立つ。

もちろん個人差はありますが、一日にワインを女性ならグラス1杯、男性なら2杯くらいであれば、ストレスを解消する意味で体にいい影響を及ぼすので、飲んでも構わないと私は考えます。

しかも赤ワインは腸内細菌の好物であるポリフェノールを含んでいますのでなおのことお勧めします。

また、赤ワインには腸の炎症や透過性を減らす効果もあり、ビフィズス菌を増やす効能も見込まれています。私の知る90歳代の女性は、毎日1杯のワインを嗜《たしな》んでいます。

ただし、お酒に対して耐性のない人、たとえば、少し飲んだだけで顔が真っ赤になってしまうような人は、お酒は飲まないほうがいいでしょう。

59 眠っているときに活発に働く腸内のこの機能を邪魔するな！

●腸は寝ている間、活発に働く

腸の働きは交感神経、副交感神経という正反対の働きをする自律神経（無意識のうちに働いている神経）と密接な関係があります。

交感神経は、主に日中の活動時や緊張時、ストレスを感じているときに働き、一方の副交感神経は眠っているときやリラックス時、休息時に疲労やダメージを回復するために働きます。それぞれの神経はシーソーのように絶妙のバランスで私たちの活動を支え、健康を維持してくれています。

多くの臓器が交感神経優位のときに活発になるのとは逆に、腸の働きは副交感神経優位のときに活発に働きます。そして消化活動はもとより、免疫力の増進、解毒、ビタミンやホルモン物質の合成、がんの予防などにも努めています。

もしも睡眠のリズムが狂って満足に眠れない状態が続いたなら、腸は正常に働く

腸内細菌にいい睡眠のポイント

- 就寝3時間前までに夕食を済ませる
- 夕食後は部屋の照度を落とし、テレビ、PC、スマホは見ないようにする
- 就寝前の入浴はぬるめの湯に。熱い湯は交換神経が優位になるのでNG
- 体内時計が狂うため、夜間は明るい場所に行かない
- 睡眠時間の理想は、23時〜7時、6〜8時間がよい

ことができません。健全な腸内フローラを維持するには、睡眠が欠かせないのです。

腸内細菌が人を眠りに導く

私たちを質のいい睡眠に導くホルモンはメラトニンです。メラトニンを正しく分泌させるには、腸内フローラの健全化と同時に、体内時計のリズムを乱さないようにすることが第一。

スマートフォンやパソコンの画面から出る光（ブルーライト）は、目に強い刺激を与え、体内時計に昼間だと錯覚させてメラトニンを分泌させにくくしてしまいます。

夜は明るい場所には近づかず、部屋を暗くしてリラックスを心がけましょう。

60 すばらしいアスリートは腸内細菌が多いのか？

●運動をしている人は腸内細菌が多い

適度な運動は、健康に良い影響を与えることはよく知られています。腸内フローラも同様で運動は腸内細菌のバランスを維持し、活性化することもわかっています。運動によって血液の循環がよくなると腸のぜん動が活発になり、免疫力がアップし、自律神経のバランスも整い、ストレス解消、睡眠リズムの改善などさまざまな効果が見込めます。アイルランド・コーク大学の研究チームの研究によって、運動量の多い人は腸内細菌の種類や数が多くなることもわかっています。

激しい運動は不要！　適度な運動で十分

健全な腸内フローラ環境の維持には、適度な運動が望まれます。とくに、普段運

腸内細菌を増やすウォーキングのポイント

朝食後がベスト
腸のぜん動運動を促すには、朝食後30分以降が効果的。朝食前の運動は体への負担が大きい。

時間は20分程度
個人差はあるが20分程度でも効果がある。合算での運動時間でもOK。毎日続けることも必要。

背筋を伸ばす
ウォーキングは背筋を伸ばし、骨盤をまっすぐ立てるイメージで。

無理はしない
普段の歩幅よりやや広く、早歩きが理想だが、心臓に負担が掛からないように。水分補給も忘れずに。

動をしない人は、自重負荷よりも強い運動は避けましょう。

強い負荷による運動は、活性酸素を生みだし、腸内の機能性の悪い腸内細菌を増やす原因になってしまいます。

おすすめは、朝食後に20分ほど早足でウォーキングをするというもの。詳しくは上の図をご覧ください。

外へ出るのが面倒な人は、室内で10分程度の踏み台昇降や足踏みを一日に2回程度すれば十分な効果が期待できます。

大切なのは、毎日長く続けられる運動を選ぶことです。つらくハードな運動でなくていい！　楽しみながら日常生活で無理なくできる運動がベストなのです。

61 笑えば病気は去っていく！生きがいを持てば腸も喜ぶ！

●笑顔で楽しめるのが最高

感情と腸には、深い関係があります。腸内環境が快適であれば、心も前向きになり幸福な気分になるもの。逆に、気持ちが幸せであれば、腸もまた幸せになるのです。笑う門には福来《きた》るという諺《ことわざ》があるように、笑いには実際に健康効果が認められています。副交感神経は自律神経のひとつ。心や体をリラックスさせる役目があります。笑いには副交感神経を働かせ、ストレスを発散させる効果があるのです。

笑うことの効果としてよく知られているのは、「免疫力を高めること」しょう。私たちの血液中やリンパ液中では、体内で生成されるがん細胞や、外から侵入してきたウイルスなどを攻撃する「ナチュラルキラー（ＮＫ）細胞」が活動していますが、これが「笑うと活性化する」ことがわかっているのです。

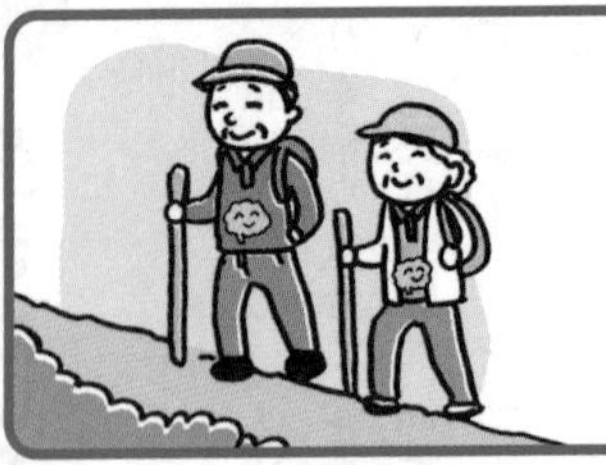
趣味を楽しんでいる人は、腸内フローラが活発。
腸の健康は長寿にもつながる。

この効果について、よく知られているのは、90年代に行なわれた有名な実験です。「すばるクリニック」の伊丹仁朗医師らは、被験者19人に「なんばグランド花月」で吉本興業の漫才などを3時間にわたって見せ、その後に採血し、NK細胞の活性度合いを調べました。

結果、18人中14人の活性度合いが上昇していることを確認。残りの4人は、そもそも活性度合いが高いレベルにあった人とのことですから、笑いと免疫力の関係を示唆するデータとして非常に注目されたわけです。

現在ではさらに詳細なデータが集まり、**笑うことで免疫力が上がるのは、ほぼ間違いのない現象**と医療では考えられています。そして、「笑え」といわれても、楽しくなければ笑えない人もいるでしょうが、この効果は、「作り笑いであっても得られるもの」とされています。楽しいから笑うのでなく、笑うから元気になって楽しくなる。そう考えることこそ、健康には重要なのです。

62 食べるだけで腸の中の毒をスッキリ出してくれる優秀食材

●体から毒を出してくれる貴重な食材

水銀、カドミウム、ヒ素、鉛……。どれも公害病を引き起こした有害物質であり、これを「口にしよう！」などと思う人は、まずいないでしょう。

ところが、これらの毒物は自然の中にあったものにせよ、人間が産出したものにせよ、現在も自然の中に確実に存在しており、口にしようとは思わなくても、それを摂取した家畜の肉や魚などから、私たちの体にも取り込まれています。

これが少量なら直ちに体に害をなすことはありませんが、蓄積し、その量が増えてくると、健康に害を及ぼすことが十分にあり得ます。

しかし安心してほしいのは、これらの**毒素の一部は、食べ物によって排出できる**ということです。

たとえば次のような野菜は、**解毒作用のある食品**として知られています。

・コリアンダー（パクチー）　・ブロッコリー　・キャベツ　・ケール
・ラディッシュ　・かぶ　・クレソン　・ルッコラ　・わさび　・大根

毒は腸から排除される

紹介した野菜は、どれも毒素を細胞から引き離し、体外へ排出されるルートに乗せてくれます。それには汗や尿もありますが、なんといっても大きいのは、便による排出でしょう。

ただ、便によって効果的に毒を排出するには、腸を健康な状態に整え、便通をよくしておく必要があります。

便秘のような症状があると、便が腸内に留まっている間に、便の中の毒が再び放出されて、体に再吸収されてしまう可能性もあるのです。ですから腸の健康は、毒を出すための絶対条件でもあります。

63

頭のいい人は、食物繊維をこれで効果的に摂る！

●「ネバネバ」のある食材が便秘に効く！

便通をよくする栄養素としてよく知られているのが、食物繊維という栄養素です。野菜のほか、海藻やキノコに豊富に含まれているのは、ご存知のとおり。

食物繊維が便通をよくするのは、これらが便を柔らかくして、腸を動きやすくしてくれるからです。排便の量も増えることで毒出しがスムーズになり、毒が体内を痛めることも最小限ですみます。

とくに食物繊維の多い食材としておすすめなのは、先にも少し触れた「ネバネバ」のある食品です。めかぶや昆布などの海藻に含まれるネバネバの成分、あるいは、こんにゃくや寒天に含まれるネバネバの成分。これらは腸内で固まった便を柔らかくし、便秘を解消するのに多大な貢献をします。

そして山芋やなめこ、オクラなどに含まれるネバネバの成分は、便秘を解消するうえに、肝臓や腎臓の機能を高めてくれることが知られています。

そもそも食物繊維は、良質な腸内細菌を育むための格好の餌であり、腸の健康には欠かせないものです。ほかにも「おなら」の臭さのもとになるアンモニアのような有毒ガスの発生を抑えたり、食塩に含まれるナトリウムを排泄したり、コレステロールの吸収を抑えるなど、さまざまな健康効果があります。

ですから毎日の食事で、適切に食物繊維を摂っていきたいものです。

レモンと生姜で、体の毒素を抜く

そのほか「毒を出す食材」として期待できるのは、レモンと生姜でしょう。

レモンは肝臓の機能を高め、肝臓の毒出し作用を活性化させます。

生姜は体を温め、血管を広げて血流をよくすることで、肝臓に送られる汚れた血液量を増やす効果があります。どちらも普通の水に入れ、「レモン&生姜水」として同時に摂取できますから、これを毎日飲むだけも、相当の解毒効果が期待できるわけです。腸とは直接に関わりませんが、ぜひ試していただければと思います。

第4章

腸と脳はヒソヒソと会話している

――冴えた頭の人は、腸を元気にしてさらに冴える！

64

腸と脳は互いにヒソヒソと会話をしている

●第2の脳の異名は伊達じゃない！

腸は「第2の脳」と呼ばれるほど体の中で重要な役割を果たしています。

体の免疫機能を調整し、気分や感情を左右するさまざまなホルモンを分泌しているほか、脳からの監視とは無関係に腸として独立した神経系機能を持ち、状況によって学習することもできます。これらの研究は「神経消化器学」という新しい分野からもたされた知見です。

腸の重要性は、脳とは別に働いているという点だけではありません。

人の体の各パーツと脳は、背骨を通っている脊髄《せきずい》を介してつながっています。

しかし、腸は「迷走神経」という回線を通じて脳と密接に交信を行っています。

腸と迷走神経は、心や感情を左右していることもわかっています。そのため、アメリカでは迷走神経に電気的な刺激を与えて、うつ病を治療するという治療法が研究され、その効果が報告されています。

腸内細菌には、この迷走神経を刺激する物質を出すものがいるのです。

生物の脳は腸が起源!?

腸と脳はなぜ、これほどまでの親密な関係にあるのか。それは生物の進化をたどっていくと見えてきます。

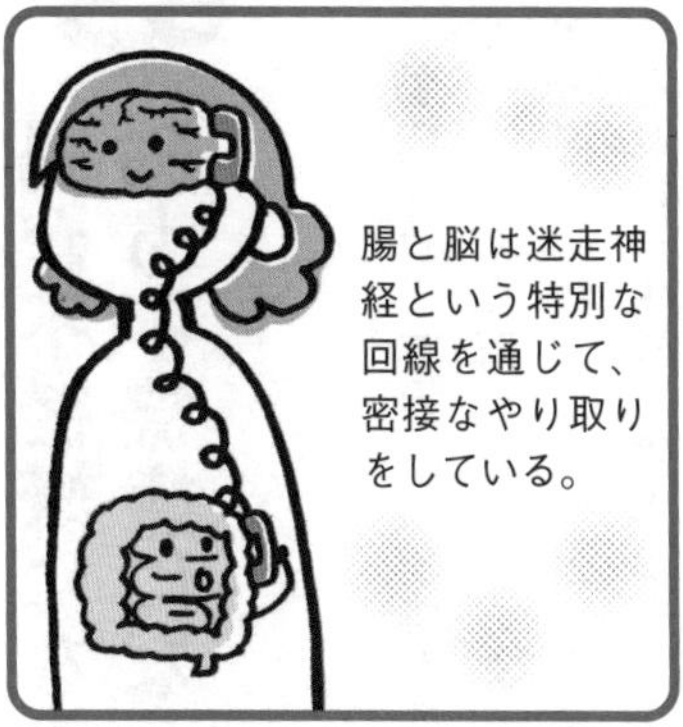
腸と脳は迷走神経という特別な回線を通じて、密接なやり取りをしている。

背骨のある動物（脊椎動物）が誕生する以前の原始的な生き物は、腔腸動物というナマコやクラゲのような生物でした。腔腸動物は腸に食べ物の出入り口があるような袋状の生き物で、**脳はなく、腸を神経が取り囲んだような体**をしていました。

食べ物を取り込み、消化して排泄するという単純なしくみだった腔腸動物の神経が、進化の過程で脳と腸に分かれたと考えられています。

65 腸が不機嫌になると脳も不機嫌になる

●腸を穏やかにすれば心も穏やかになる

腸内フローラが心の健康と関係があることは、多くの研究が明らかにしています。23ページでも解説しているように、健康な腸内から幸せホルモンであるセロトニンが分泌されれば、うつを改善することもできます。

それはつまり、**腸内環境が悪化してしまうとメンタルにも悪い影響があることを**意味しているのです。

アメリカ・カリフォルニア大学でこんな実験が行われました。

グループAには腸内環境を改善するヨーグルトを、グループBにはヨーグルトに似ているだけの乳製品を食べ続けてもらい、グループCにはとくに変わった食べ物を指定せず、4週間後に感情の動きを測定するテストを行うというものです。

実験の結果、グループAの人々は感情の動きが穏やかになりました。つまり、食生活によって腸内フローラは変化し、腸からの信号を脳が感情として解釈するなど、変化するということです。

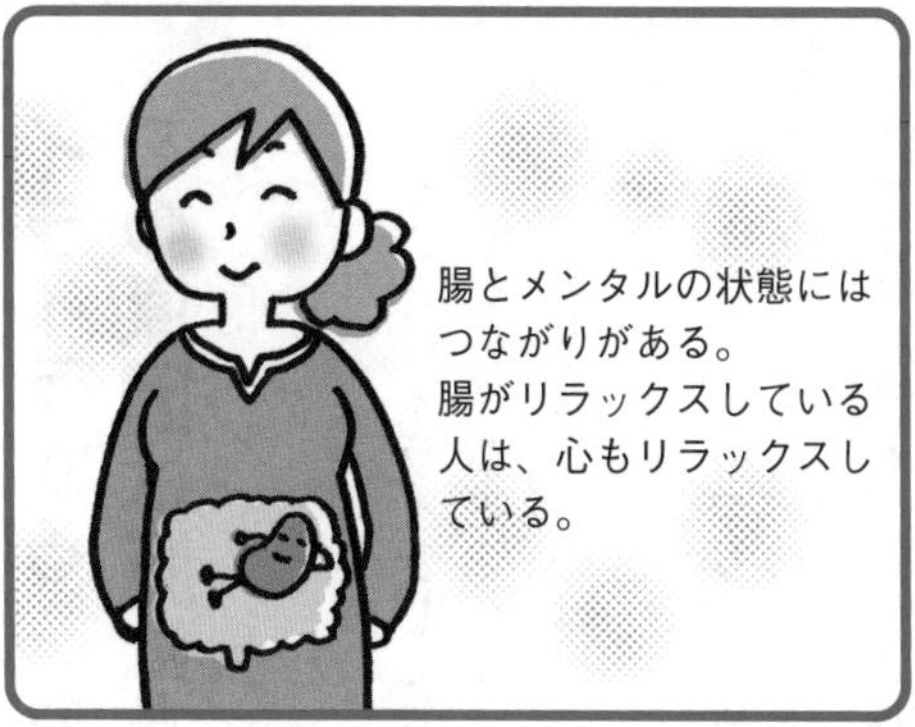
腸とメンタルの状態にはつながりがある。
腸がリラックスしている人は、心もリラックスしている。

心の状態でもダメージを受ける

脳が強いストレスを感じた結果、腸が悪い影響を受けるという事例もあります。

いわゆる過敏性腸症候群は、腹痛や下痢、便秘などを繰り返してしまう病気です。病院で検査をしても、腸そのものは異常なし。それなのに症状は一向に収まりません。ストレスに関するホルモンが脳下垂体から分泌された際、その影響で腸の活動がおかしくなるのだと考えられています。

消化器内科ではなく、心療内科に相談した結果、無事に完治したケースも多いようです。

66 イライラする、カッとなる その原因は腸にあった?

●正常な腸内フローラは心を安定させる

小さなことにイライラしてしまったり、カッとなって怒鳴ったりしてしまうことは、誰にでもあることですね。でも「自分は元からそういう性格なのだから、仕方がない」などと考えるのは早計です。イライラしやすい原因が、腸内細菌にあるかもしれないからです。

スウェーデンのカロリンスカ研究所とシンガポールのジェノーム研究所が、次のような実験を行っています。一般的な腸内フローラを持つマウスと腸内細菌を持たないマウスを用意し、行動の違いを観察したのです。

その結果、腸内細菌を持たないマウスは、普通のマウスに比べて攻撃的になる傾向がありました。どうやら、腸内フローラの乱れと感情が乱れて攻撃性を持つことには相関関係があるようなのです。

腸内が乱れている人は、
メンタル面も荒っぽくな
ってしまいがちに……。
腸内フローラを改善すれ
ば、精神的にも安定する。

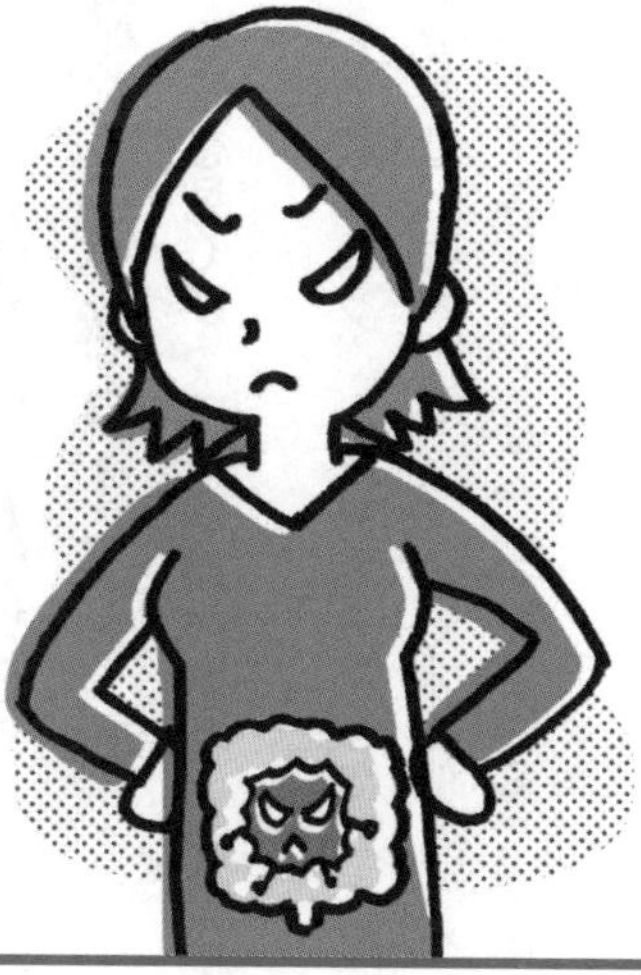

67 無性に甘いものを食べたくなったら？脳よりも腸を信頼するべきケース

●腸を見くびってはいけない！　脳は快楽に弱い

脳は人間が思考し、活動する上で非常に多くの役割を果たしています。脳の中でも一番大きな部位を占めている大脳は、物事を考え、決定する働きを担っています。だからといって脳の命令が完璧だとは限りません。「第2の脳」である腸を、見くびってはいけません。

脳内物質のひとつに、ドーパミンというホルモンがあります。

これは本書で度々解説しているセロトニンと同様、腸で合成されて脳に働きかけ、人の幸福感に関係しているホルモンです。心や体の安らぎ、安定を司っているセロトニンとは役割が異なり、ドーパミンは興奮や意欲、快感を呼び覚まします。

体にとって理想的なのは、セロトニンとドーパミンがバランスよく出ている状態です。それは、セロトニンにドーパミンを減らすブレーキとしての役割があるから

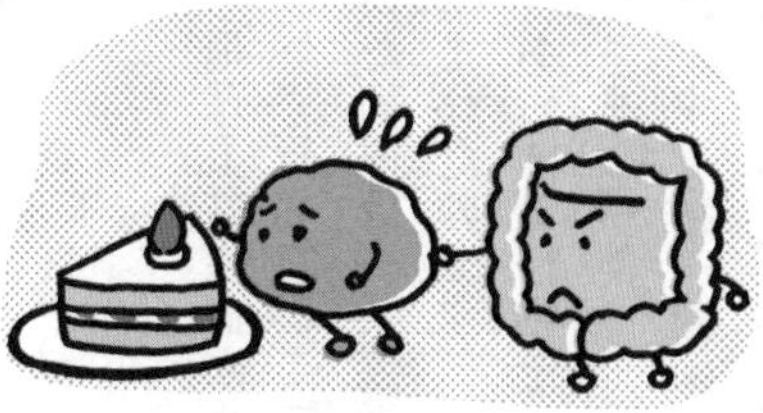

脳は快楽に流されがち。「我慢しないで食べたい！」という欲求は、腸内環境が乱れているサインかもしれない。

です。

甘いものを我慢したいなら、腸内細菌を整えよ

しかし、腸内フローラが乱れると、セロトニンとドーパミンのバランスも崩れてしまいます。セロトニンの分泌が減れば、ドーパミンが過剰にあふれて、欲求が収まらなくなってしまうのです。

たとえば、甘いものや脂っこいものが我慢できないときなどは、腸内環境の乱れを心配したほうがいいでしょう。それこそが腸からあなたに向けて発信された異常を知らせるサインなのです。

快楽に身を任せず、高カロリーな食べ物を我慢して、腸内細菌にいいものを食べるよう気をつけましょう。脳の暴走に流されてはいけません！

68 人間の脳が急激な進化をとげられたのは、なぜだと思う?

●腸内細菌が生物の進化を促した

地球上に生命が誕生しはじめたころ、原初の生物が最初に手に入れた臓器は腸でした。そしてそこに多くの細菌が生息しました。腸は食料を送る代わりに、棲みついた細菌は、栄養素の分解、消化を助けるという、現在まで続いている共生関係が生まれたのです。

あらゆる活動を一手に引き受けていた腸は、やがて心臓や肺、胃や肝臓など、さまざまな機能を分化させていきます。これにも腸内細菌は一役買っていると考えられます。腸内細菌が免疫機能やビタミンの合成などを担ってくれたおかげで、腸の負担が減り、他の機能を進歩させる余裕が生まれたのです。

神経細胞の塊《かたまり》といえる脳が、腸から分化できた理由も腸内細菌にあります。細菌が腸の機能をサポートするようになったおかげで余裕が生まれ、体の大部分

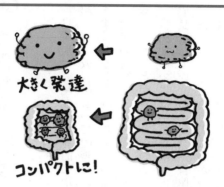

脳と腸はトレードオフの関係にある。人間の脳が大きく発達したのは、腸の仕事を腸内細菌に任せることで、腸の長さを短くした結果だと考えられる。

を占めていた腸は短くなっていきました。そして代わりに、体をコントロールする中枢として、脳が作られたのです。

イギリスの人類学者、レスリー・アイエロとピーター・フィーラーの説によると、脳と腸はトレード・オフ、つまり片方しか追求できない関係です。

人類の消化器官の長さは、ほかの霊長類と比較してかなり短いといいます。

人間は腸内細菌に腸の機能を任せ、その代わりに脳を大きく発展させたのです。

腸内細菌がいなければ、私たちの文明も存在し得なかったはず。腸は第2の脳ではなく、第1の脳だと思って自分の腸内細菌に感謝するべきなのでしょう。

69 腸内環境の改善は、自閉症をも治す

●自閉症児の体内で異変が起こっている？

自閉症は、現在、世界的に増加傾向にあります。先天的な脳の機能障害によって起こり、教育によって改善することは可能ですが、完全な治療は難しいとされています。しかし腸内フローラの研究によって、自閉症の改善に光明が見えてきました。

近年の研究で、**自閉症の子どもは腸内フローラを構成する細菌が著しく偏っている**ということがわかりつつあります。

自閉症の中には「折れ線型自閉症」という、2歳半頃までは健常児と変わらない成長をしていたのに、突然自閉症の兆候を見せるようになるタイプがあります。はっきりとした原因はわかっていませんが、**発症者の多くが発症前に抗生物質を服用していたといいます。**抗生物質は88ページで解説したように腸内細菌のバランスに大きな影響を与えます。

自閉症患者に見るLPS濃度の増加

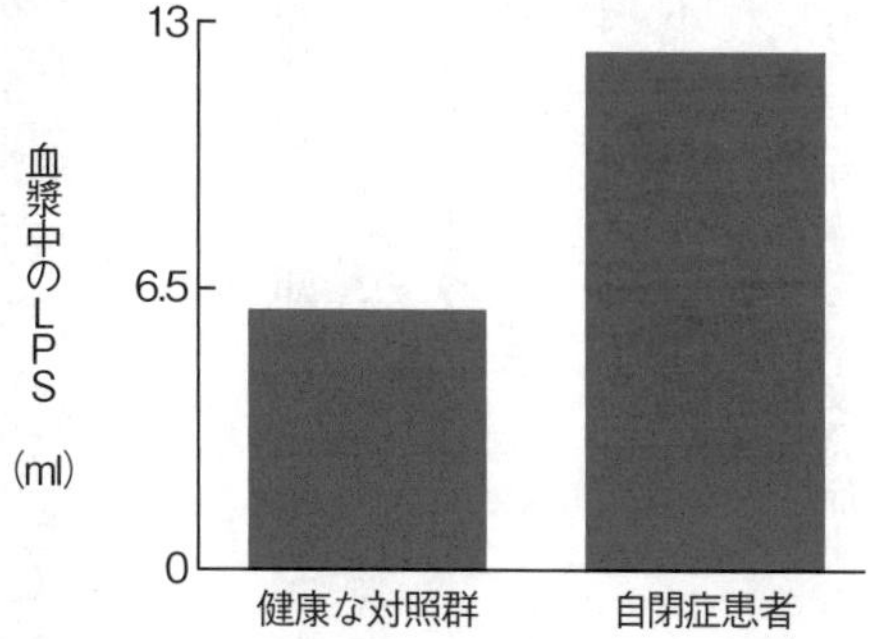

重度の自閉症患者の多くに、リーキーガット症候群（94ページ）の兆候が見られている。腸壁が弱くなった結果、血液中に大量のLPS（リポ多糖。体内で炎症反応を促す物質）が漏れでてしまっている。
出典：Emanuele,E et al. Neuroscience Letters471 2010

また、発達障害の一因として「脳アレルギー」を指摘する研究もあります。

牛乳や小麦粉などのタンパク質に対してアレルギーがあると、脳で炎症反応を起こしてしまうことがあるのです。その場合は、アレルギーの原因を避け、腸内環境を改善して免疫機能を高めれば、自閉症が改善する可能性があります。

すべてのケースに当てはまるとは限りませんが、自閉症と腸内フローラの関係についてはさらなる研究が期待されます。

70 「軽度認知症」を腸内細菌の検査で予防しよう

●軽度認知障害（ＭＣＩ）とは何か？

正常な状態と認知症の、ちょうど中間のような状態を、医療では「軽度認知障害（ＭＣＩ）」と呼んでいます。日常生活にはほとんど影響はありませんが、物忘れがときどき起こるような状態です。

ときどき物忘れが起こるくらいなら問題はないだろう――。多くの人はそう考えがちですが、軽度認知障害を放っておくと、アルツハイマー病、前頭側頭型認知症、レビー小体型認知症、パーキンソン病認知症など、本格的な認知症に移行してしまうリスクがあります。

しかも、認知症を一度発症すると、回復は非常に困難です。軽度認知障害の有病率は高齢者ほど高くなりますが、通常であれば物忘れ症状が起こるたびに、私たちは認知症に発展する未来を恐れながら、残りの人生を過ごしていくことになります。

　しかし1章のアルツハイマー病のところでも述べたように、私たちはそんな恐怖から逃れられる可能性が出てきました。**それが「腸内細菌叢を改善することで、軽度認知障害を予防することも、治療することもできる」という事実です。**

　私たちは軽度認知障害の患者さんと70歳代の日本人の無病対照群を比較する研究を続け、すでに軽度認知障害に関連する腸内細菌を同定しています。

　これからは食事メニューの改善やサプリメントなどのアプローチを通じて、軽度認知障害から認知症への進行を遅らせたり、予防したりすることが期待されます。

腸内細菌叢は男女で異なっている！

　腸内細菌からのアプローチで特筆すべきことは、男女の細菌叢の差異によって、軽度認知障害になるリスクも男女で異なる点です。ですから治療や予防のアプローチも、男女によって異なってきます。一般に有病率は男性でより高くなりますが、アルツハイマー病に関しては、女性がより高い傾向にあります。個人差を踏まえた予防策は、これからさらに精度を上げていく必要があるでしょう。

おわりに　農薬まみれの腸にならないように

本書をお読みいただき、ありがとうございます。あなたの腸内フローラは、早速その機能をフルに発揮しはじめ、「ボケない、病気にならない、元気で長生きを実践する」ための準備を始めたのではないでしょうか。

ところで、世の中が農薬を使わないオーガニック農法に注目するようになってからずいぶん経ちます。にもかかわらず、**人間の腸内はオーガニックどころか、化学物質などで汚染され続けています。**

よく土が腐ると草木が枯れるといいますが、まさしく人間の腸内もそれと同じことがいえるのです。

美味しい野菜や果物を作ろうと思えば、土の中の細菌を活性化させなければなりません。そのため肥料は、化学肥料や除草剤、害虫よけなどを使ってはならないのです。

人間の体でいえば、化学肥料は食物添加物。除草剤は抗生物質のようなもの。**人間が今おかれている状況は、農薬だらけの畑よりも数倍ひどい状態なのです。3人に1人ががんに侵されるのです。**腸内フローラの汚染を考えれば、それは当たり前のこと。一刻も早く、そのような状態から脱し、腸内フローラに元気を取り戻させなければなりません。

この腸内フローラの研究は世界で、日本でまだスタートしたばかりの分野です。たとえば、日本人に必要な常在菌はどんなものか？　あらたな腸内細菌の出現は？　脳と腸の神秘的な絆《きずな》とは？　など今後もこの研究分野には、注目を続けていく必要があります。今後、予防医学を牽引していくのは間違いありません。

みなさんは、ぜひ本書をきっかけに腸内フローラ作りを早速はじめてみてください。最初からすべてを必ず守らないといけないわけではありません。

まずは、正しく理解し、できることから実践してみてください。これからの人生が、きっとすばらしいものになることでしょう。

白澤　卓二

本書は、アントレックスより刊行された『腸が変われば病気にならない！』を、文庫収録にあたり、加筆・改筆・再編集したものです。

白澤卓二（しらさわ・たくじ）

1958年神奈川県生まれ。千葉大学医学部卒業、同大学大学院医学研究科博士課程修了、医学博士。東京都老人総合研究所老化ゲノムバイオマーカー研究チームリーダーなどを経て、2007年より2015年まで順天堂大学大学院医学研究科・加齢制御医学講座教授。2017年よりお茶の水健康長寿クリニック院長、2020年より国際予防医学協会理事長、日本アンチエイジングフード協会理事長も務める。専門は寿命制御遺伝子の分子遺伝学、アルツハイマー病の分子生物学、アスリートの遺伝子研究。テレビ番組にも多数出演し、わかりやすい医学解説が好評を博している。著書に『体が生まれ変わる「ケトン体」食事法』（三笠書房）、『脳の毒を出す食事』（ダイヤモンド社）、翻訳書に『完全版「いつものパン」があなたを殺す』、『腸の力」であなたは変わる』（ともにデイビッド・パールマター　三笠書房）などベストセラーが多数ある。

知的生きかた文庫

腸《ちょう》が変《か》われば病気《びょうき》にならない！

著　者　白澤卓二《しらさわたくじ》

発行者　押鐘太陽

発行所　株式会社三笠書房

〒一〇二-〇〇七二　東京都千代田区飯田橋三-三-一

電話〇三-五二二六-五七三四〈営業部〉

〇三-五二二六-五七三一〈編集部〉

https://www.mikasashobo.co.jp

印刷　誠宏印刷

製本　若林製本工場

ISBN978-4-8379-8850-2 C0130

C10070